U0311934

本书是国家社会科学基金项目"中国共产党领导传染病防治法治建设的重大成就和历史经验研究"（项目编号：22CDJ031）的阶段性研究成果

我国卫生防疫制度演进与传染病治理现代化

胡伟力 陈燕华 著

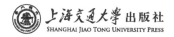
上海交通大学出版社
SHANGHAI JIAO TONG UNIVERSITY PRESS

内容提要

　　本书聚焦我国卫生防疫制度演进与传染病治理现代化,包含建立的防疫体制机制、制定的防疫方针政策、颁布实施的法律法规等,研究主要时间范围为 20 世纪 20 年代至今的百余年历程,主要考察了不同历史时期我国卫生防疫制度的演进及其内在逻辑,着重阐述了我国在法治轨道上推进传染病治理现代化的实践,突出了新时代这个重点,总结了取得的重要成就和形成的历史经验。本书适合医学工作者及研究者使用。

图书在版编目(CIP)数据

　　我国卫生防疫制度演进与传染病治理现代化/胡伟
力,陈燕华著. —上海:上海交通大学出版社,2024.5
　　ISBN 978 - 7 - 313 - 30768 - 2

　　Ⅰ.①我… 　Ⅱ.①胡…②陈… 　Ⅲ.①卫生防疫-卫
生管理-中国②传染病-控制-卫生管理-中国 　Ⅳ.
①R18

　　中国国家版本馆 CIP 数据核字(2024)第 099807 号

我国卫生防疫制度演进与传染病治理现代化
WOGUO WEISHENG FANGYI ZHIDU YANJIN YU CHUANRANBING ZHILI XIANDAIHUA

著　　者:胡伟力　陈燕华
出版发行:上海交通大学出版社　　　　　　地　　址:上海市番禺路 951 号
邮政编码:200030　　　　　　　　　　　　电　　话:021 - 64071208
印　　制:上海万卷印刷股份有限公司　　　经　　销:全国新华书店
开　　本:710mm×1000mm　1/16　　　　印　　张:15.5
字　　数:219 千字
版　　次:2024 年 5 月第 1 版　　　　　　印　　次:2024 年 5 月第 1 次印刷
书　　号:ISBN 978 - 7 - 313 - 30768 - 2
定　　价:89.00 元

版权所有　侵权必究
告读者:如发现本书有印装质量问题请与印刷厂质量科联系
联系电话:021 - 56928178

前　言 | Foreword

　　党的十八大以来，以习近平同志为核心的党中央团结带领全党全国各族人民，接续奋斗、踔厉前行，推动中国特色社会主义进入新时代，创立了习近平新时代中国特色社会主义思想，进行了具有许多新的历史特点的伟大斗争，党和国家事业取得历史性成就、发生历史性变革，中华民族迎来了从站起来、富起来到强起来的伟大飞跃，中华民族伟大复兴进入了不可逆转的历史进程。

　　中国特色社会主义进入新时代以来，我国卫生健康事业发展取得了历史性成就。以习近平同志为核心的党中央贯彻"以人民为中心"的新发展理念，坚持"人民至上、生命至上"，将人民健康放在优先发展的战略位置，始终把人民群众的生命安全和身体健康放在第一位，全面推进健康中国国家战略，开创了中国特色卫生健康事业改革发展道路。

　　面对全球疫情大流行和世界百年未有之大变局相互叠加，面对前所未有的风险挑战，以习近平同志为核心的党中央，团结带领全党全国各族人民，自信自强、迎难而上，统筹疫情防控和经济社会发展，坚持依法防控，在法治轨道上统筹推进各项防控工作，坚决打赢了疫情防控的人民战争、总体战、阻击战，铸就了生命至上、举国同心、舍生忘死、尊重科学、命运与共的伟大抗疫精神，疫情防控取得重大决定性胜利，充分彰显了中国共产党的领导优势和中国特色社会主义的制度优势，充分展现了中国人民和中华民族的伟大力量，充分展现了中华文明的深厚底蕴，为构建人类卫生健康共同体、全球防疫贡献了中国智慧、中国力量、中国方案，展示了中国负责任大国的自觉担当。

疫情防控取得重大决定性胜利，最重要、最深远、最直接的意义不仅是高度医疗性、科学性、专业性、技术性的现场流行病学和社会流行病学调查首次进入普通百姓日常生活，而且身体健康、生命意义、全民健康理念、健康教育、健康生活方式、健康行为模式等传统"生物医学问题"首次战略升级为全社会和国家发展核心理论政策议题。尤其是现代社会生活中相互依赖关系的本质属性、社会关爱和社会利他、社会距离和社会互助、社会团结与社会合作，每个人的健康福利状况主要取决于其他人和全社会总体性社会福利状况等现代社会生活基本原理和现代社会福利制度发展普遍规律，表现得淋漓尽致和最为典型。"疫情防控取得重大决定性胜利"，不仅创造了应对突发公共卫生事件的最佳国际案例与最佳国际实践，而且充分显示出中国特色社会主义制度全面优于资本主义制度的制度优势，在社会主义与资本主义两种社会制度竞赛中取得全面胜利，提交了圆满答卷。

当前我国学界围绕卫生防疫制度演进与传染病治理现代化进行研究的成果偏少，相关研究系统性、时代性不足，尤其缺乏对近代以来我国卫生防疫制度变迁、成就及经验进行的系统梳理和总结。当前，部分开展卫生防疫史研究的学者，对我国各个时期卫生健康方针政策贯穿研究不够，未能从中国式现代化这一宏观视角出发考察传染病治理现代化，这制约了我国卫生防疫制度演进与传染病治理现代化研究的理论深度和实践价值。

纵观我国漫长的卫生防疫史，尤其是中国共产党成立以来的卫生防疫制度演进史，在团结带领全国各族人民进行卫生防疫和开展传染病治理方面，我国已形成鲜明特色和显著优势，积累起来的宝贵经验是在实践中行之有效的。我国为全球抗疫树立了光辉典范，践行了共产党人的初心使命，深刻诠释了"人类命运共同体"的时代理念。这一系列卫生防疫和传染病治理的特色和经验，值得我们深入研究学习，值得我们长期坚持、继承和发扬。对于广大人民群众而言，熟悉我国卫生防疫制度演进与传染病治理现代化，能够更加深切地感悟我国人民在防疫斗争中所形成的伟大抗疫精神和历史传承，更好地凝聚起建设中国式现代化的磅礴伟力。对于卫生健康领域的从业者，尤其是对党员干部来说，熟悉我国卫生防疫制度演进与传染病治理现代化，既是进一步提升传染病治理效能的必要举措，也可作为深入开展学习贯彻习近平新时代中国特色社会主义思想主题教育的重要内容，具有较好的总结、学习、教育、宣传价值。研究成果能够拓展疫病社会史研究的理论视野，为学者提供扎实丰富的研究资料，为一般读者体悟中国共产党以人民为中心的发展理念提供独到视角。

本书聚焦我国卫生防疫制度演进与传染病治理现代化，包含建立的防疫体制机制、制定的防疫方针政策、颁布实施的法律法规、建构的传染病治理体系等，主要时间范围为中国共产党领导人民在局部探索开展卫生防疫工作以来的百余年历程，首次提出了将我国传染病治理现代化历程划分为"卫生防疫工作局部探索""卫生防疫制度初步建立""卫生防疫事业恢复与发展""传染病防治事业改革与快速发展""传染病治理现代化建设"等5个时期的主张，系统考察了5个时期我国卫生防疫制度演进与传染病治理现代化的外在表征和内在逻辑，着重阐述了我国在法治轨道上推进传染病治理现代化的问题，突出了新时代这个重点，总结了取得的重要成就和形成的历史经验，为研究我国传染病治理现代化提供了历史遵循和实践依凭。

本书由8个主要部分构成。

绪论介绍了国外部分发达国家防治传染病的历史与经验、晚清政府及国民政府治理疫情的情况，总结了其主要局限及失败原因，为探讨我国卫生防疫制度演进与传染病治理现代化做足了准备，形成了比较研究。

第一章回顾了我国卫生防疫工作的局部探索。早在中华人民共和国成立之前，中国共产党就高度重视卫生防疫工作，在局部执政条件下，在国民党的包围和封锁下开展了卓有成效的卫生防疫工作，取得了光辉成效，形成了宝贵的历史经验。

第二章主要探讨了我国卫生防疫制度的初步建立和实践情况，对当时传染病暴发流行情况、主要应对措施、相关法律规范等进行考察，进而理解在当时历史条件下，我国开展卫生防疫工作取得的巨大成就，对成功经验进行总结。

第三章考察我国卫生防疫事业的恢复与发展。改革开放后,我国传染病防治体系开始重建,传染病防治工作得以恢复与发展,为我国首部《传染病防治法》的诞生奠定了基础。

第四章探讨我国卫生防疫事业的改革与快速发展。这一时期,我国传染病防治事业取得了快速发展和完善,尤其是经过 2003 年抗击"非典"疫情后,在深入总结防疫经验的基础上,我国卫生防疫体系得以进一步完善。

第五章重点探讨了中国特色社会主义进入新时代,在以习近平同志为核心的党中央坚强领导下,我国在法治轨道上推进传染病治理现代化,取得了伟大成就,充分体现了中国共产党以人民为中心的执政理念。

第六章对我国建立完善卫生防疫制度,推进传染病治理现代化取得的重大成就进行了系统总结。

第七章对我国建立完善卫生防疫制度和推进传染病治理现代化积累的宝贵历史经验进行了总结提炼,立足新的时代条件,形成了未来展望。

与以往的研究成果相比较,本书在资料、观点、体系等方面的广度和深度上进行了拓展,形成了系统集成的内容体系和研究结论。同时,在研究的结构、体系及表述方式等方面进行了新的尝试,突破以往研究视野较为狭窄、学科交融不够、研究方法较为单一的窠臼,形成一套全面考察政治、经济、社会和文化背景,管理学、政治学、史学、医学等学科高度融合,综合运用各社会科学和自然科学研究方法的研究思路。

本书结合时代背景,对我国卫生防疫制度演进与传染病治理现代化进行系统收集、整理、分析和提炼,探寻深层次传染病治理规律,阐明我国传染病治理政策演变的内在逻辑,考察我国卫生防疫工作的百余年历程,研究范式从"卫生防疫"转换到"传染病治理",及至思考新时代在法治轨道上推进传染病治理现代化等问题。笔者望引起学界对我国卫生防疫制度和传染病治理模式研究的重视,不断充实我国疫情治理研究理论体系,拓展疫病制度史、社会史、经济史等研究领域,丰富研究方法,更新和完善我国卫生防疫制度和传染病治理领域的相关研究资料,为进一步提升传染病治理能力和水平提供参考信息,形成政策储备。

　　重大传染病疫情深刻地影响着全球经济社会发展,体现出构建人类命运共同体的重要性。对我国卫生防疫制度演进与传染病治理现代化进行研究的核心价值,莫过于以史为鉴,不断提高我国传染病治理水平,加快推进传染病治理体系和治理能力现代化。本书立足于推进传染病治理现代化的现实需求,通过分析不同历史时期经济社会发展情况、医学发展水平、卫生方针政策、文化环境等各种因素对卫生防疫的影响,提炼各个时期卫生防疫的基本规律,总结我国在各个时期开展卫生防疫工作和治理重大疫情的经验,全面展示我国传染病治理现代化建设取得的伟大成就,深化广大人民群众对中国共产党执政为民理念的认识,为正确认识和大力推进中国式现代化提供具体观察视角。

目 录 | Contents

绪　论

传染病是指由各种病原体引起的能在人与人、人与动物或动物与动物之间相互传播的一种疾病。我国把传染病分为 3 类、共 40 种,分别是甲类、乙类、丙类。甲类传染病只有鼠疫和霍乱 2 种;乙类传染病主要有非典型肺炎(SARS)、艾滋病、病毒性肝炎、新型冠状病毒感染等 26 种;丙类传染病主要有流行性感冒、流行性腮腺炎等 12 种,一些传染病随着科学技术的发展已被消灭,如天花等。传染病具有其传染性强的特点,如不能有效控制传染病的发生与传播,将对人类的生命健康、人民的幸福生活产生巨大的危害。

如何控制传染病的传播与流行是从古至今人们一直在探索的问题。水、旱、地震、霜、雹、蝗、疫这 7 类灾害早已在我国的历史书卷中有了详细的记录,由此可见,关于疫的防治在我国已经有比较丰富的探索经验了。但在古代社会,由于人们对传染病的认识不完全、防治措施不完善,往往陷入心有余而力不足的困境。随着时代进步和科学技术的不断完善,人们对于传染病的防治意识增强,尤其是受全球性重大疫情的影响,全球人群的传染病自我保护意识相比之前有了明显的提升。当代防治传染病主要是针对传染病传播的三大关键要素——病原体、传播途径、易感人群采取相应措施,从源头消灭病毒体,严格切断传播途径,保护易感人群。利用现有的科技手段研发相应的疫苗、仪器设备;利用日益占主导地位的信息技术,在网络媒体上对高危人群,甚至是全国、全球的群体进行传染病知识的普及,亦成为当今传染病防治的重要举措。

"伟大抗疫精神"反映在甘于奉献的医护人员在疫情最严重时刻的逆行背影,也体现于全国人民自觉遵守防疫规定。"伟大抗疫精神"不仅是国家对无私奉献防疫工作者的高度评价,也是中国人民的骄傲,应长期弘扬,融入我国优秀文化传统,激励世世代代的国人,守护每一代国人的幸福生活,为实现中华民族伟大复兴贡献精神力量。中国共产党领导人民,与伤寒、疟疾、鼠疫、汉森氏病("麻风病")、流行性感冒、流行性脑脊髓膜炎、痢疾等传染病开展坚决斗争,守护了人民生命安全与身体健康。在党领导人民的抗疫历程中,不怕苦、不怕难、不怕危险的精神已经刻入中国人民的基因!

第一节　推进传染病治理现代化的重大意义

从以封建迷信的方式应对传染病,逐渐转变成当今的科学防治传染病,实现转变的关键是对传染病认识的不断深化和防治措施的不断完善,人民群众在传染病防治中的重要作用也日益凸显。古代社会,人们认为疫疠无法根除,他们认为疫疠是天降灾祸,是神灵责罚,非人力所能避免、解决。如今,防控一种又一种的传染病,消灭一种又一种的病毒,无不体现了科学抗疫、防疫的强大力量。而这种力量的背后是什么呢?是中国共产党对人民的承诺,是党和政府为守护人民健康、幸福而颁布实施的一系列政策,落实的一系列措施。我国仍处于发展中国家行列,但经济实力、科技实力、民心团结、文化底蕴等方面已有较为深厚的积淀,为全民抗击疫情奠定了坚实基础。在传染病防治方面,我国在抗击疫情的历史长河中积累了许多宝贵经验,根据疫情发展的不同阶段采取了相应的防治措施,以适应我国的实际情况。我国采用现代技术和传染病防治观念,利用具有传播力的媒介向广大人民群众宣传普及传染病防治知识,不照抄照搬其他国家的防疫模式,也不好高骛远、盲目冒进,坚持结合中国实际,走自己的道路,探索出在中国共产党的坚强领导下,中国人民集体抗击疫情的新型举国体制。

一、探索出治理传染病的中国模式

随着人类社会经济、政治、文化、科技的快速发展,以往的单纯关注区域发展的观念已逐渐向构建人类命运共同体,实现全球共同富裕、全球健康治理的目标发展。传染病防治也经历了从"量变"到"质变"的发展过程。"量"

在字典上的释义是这样的:"①测量东西多少的器物;②能够容纳或禁受的限度",如产量、数量,一般意义上讲就是用数字来衡量某项指标;而"质"的含义是指"事物的本质属性",如实质。衡量一个国家的发展状况,如科技水平、经济实力、人才培养情况,客观上是看仪器设备的精密度、国内生产总值(GDP)、不同学历层次毕业生的数量,这些无不是通过数字来体现的,但溯其本质,是无法用数字来衡量的。科技强大的背后是一群攻坚克难的科学家,雄厚的经济实力依靠的是全国上下"一条心",人才产出是师生共勉的结果,这些是不能用几个简单的数据就能阐述、说明的。然而质变是在量变的基础上发生的,二者既有区别却又相互联系。我国防治疫病的模式从古代的封建迷信转变成现代治理,也是从量变到质变的飞跃,保障了人民身体健康、生活幸福。

我国古代社会,疫情频度之繁、广度之大、强度之深,严重危害了广大劳动人民的生命安全和身体健康。古代利用巫术医学,依靠阴阳八卦、乱神怪力来解释、防治急性传染病,对传染病更多称为"瘟疫"。在封建迷信思想指导下,很难正确地防治传染病,一旦疫情发生,轻则死亡数人或数百人,重则上万人,甚至造成国家元气大伤。明末时期,由于鼠疫在华北地区大流行,而明王朝统治者依靠封建迷信防治鼠疫,导致明王朝在鼠疫、民变、灾荒及清兵的联合打击下,最终走向灭亡①。1792年,云南诗人师南道曾如此描述鼠疫肆虐的情景:"东死鼠,西死鼠,人见死鼠如见虎,鼠死不几日,人死如圻堵。昼死人,莫问数,日色惨淡愁云护。三人未行十步多,忽死两人横截路。"②又如,抗日战争时期,因为物资缺乏、防治手段有限、防治意识不够,国民党陆军的痢疾、回归热、伤寒等传染病的发病率较高。由以上可见,倘若不能合理地看待传染病、正确地应对传染病,只是片面地看待传染病表面现象,仅仅关注死亡人数,必将让整个社会陷入传染病危机中。"量"被用来看待传染病的致病影响规模,采取鬼神之说、乱神怪力来控制传染病远不能

① 曹书基.鼠疫流行与华北社会的变迁(1580～1644年)[J].历史研究,1997(1).
② 陈邦贤.中国医学史[M].北京:团结出版社,2011.

对抗疾病本身,将给国家、百姓带来巨大危害。

信息技术的时代早已来到,各领域的专家不断攻克各自领域的难题,并且仍在该领域探索、前进。传染病领域的专家也是如此。他们对传染病有了更深入的认识,已经从个体探索到分子、基因水平,对如何防治传染病有了更好的应对方法。自沃森和克里克发现了基因的双螺旋结构以来,一代又一代的传染病科研工作者对传染病的研究不断加快。1854年,伦敦笼罩在霍乱的阴霾之下,是一名名叫约翰·斯诺的流行病学家和麻醉学家发现了引起霍乱传播的源头,并对该源头采取了正确的处理措施,告诉人们避免患上霍乱的方法,这才将霍乱控制住。传染病的预防与治疗,需要的是现代的防治理念与科学手段,而不是利用封建迷信。当今的传染病专家是"透过现象看本质",在传染病传播的关键因素中,针对各因素采取不同的防控手段,以此来有效控制传染病,维护人们的健康。

中国已经从千年前的封建迷信模式过渡到当代的科学防治模式,开辟出适合国情的传染病防治道路。传染病作为危害全球公共健康的重大卫生事件,成为阻碍地区经济社会发展的重要影响因素。例如,2014年的埃博拉病毒对非洲产生了巨大的负面影响。溯其原因,一是非洲医疗资源匮乏;二是非洲地理位置特殊,环境恶劣;三是非洲缺乏一套适合自身实际的传染病防治模式,难以合理使用医疗资源,将疫情带来的影响降到最低。中国作为社会主义国家,在发展经济的同时,在科学技术方面不断突破,在改善民生方面、维护人民健康方面一直坚持中国道路,不断吸收借鉴发达国家的先进科学技术,结合具体国情,优化传染病防治模式。

从当前来看,中国治理传染病的模式已经实现了从"量变"到"质变"的飞跃,国家利用先进技术来抗击疫情,及时改变疫情管控模式,降低疫情给国家、人民带来的影响。传染病治理都是在积累经验,不断完善防治政策、优化防治手段,切实保障了人民群众生命安全和身体健康。习近平总书记深刻指出:"人民至上、生命至上。人民的幸福生活,一个最重要的指标就是健康。健康是1,其他的都是后边的0,1没有了什么都没有了。我们在过去成绩的基础上,还是继续把卫生健康事业朝前发展。"①我国实现"健康中国"战略,举全国之力抗击重大疫情,将人民生命安全和身体健康置于首位,践行了以人民为中心的发展观。

二、构建了完善的传染病防治法治保障体系

疫情治理体系、卫生健康体系是国家治理体系的重要组成部分,是国家治理体系和治理能力现代化的重要一环。在法治轨道上推进疫情防控和经济社会发展,成为完善疫情治理模式的关键。传染病防治法治建设为维护大多数人的生命健康、优化传染病防治模式提供了保障。同样的,在中国式现代化进程中,推进疫情治理现代化需要相应的传染病防治体系来保驾护航②。我国作为最大的发展中国家,坚持走中国特色社会主义道路,需要建立一套适应我国国情、体现社会主义本质要求的传染病防治法治保障体系。从社会治理这个方面来看,法治是有效落实传染病预防控制措施的最优选择。构建健全的传染病防治法治体系,是推进疫情治理能力现代化的重要措施,能够有效避免全国各族人民的健康遭受传染病带来的严重威胁。完善的传染病防治法治保障体系是保障人民生命健康、提高国家综合国力的基石。

清朝末期,统治阶级不断向外国侵略者妥协,国内政治局势动荡不安,民不聊生。因鼠疫在东北地区大流行,加重了政府疾病负担,清廷便开始加强应对传染病的措施,颁布了传染病管理制度,探索疫情防治立法工作,以缓解鼠疫带来的严重危害。风雨飘摇中的清王朝,已无力维系自身统治地位,其探索建立的一套防疫法令、措施既不够完善,更无条件推广实施,具有很大的历史局限性。

民国时期,民国政府颁布了更为完善的传染病相关政策,涉及海港检疫、交通检疫、传染病整体防治、个别高发传染病(鼠疫、霍乱、天花斑疹伤

---

① 健康是1,其他的都是后边的0.环球网.2021 - 03 - 24. https:https://baijiahao.baidu.com/s?id=1695075569274193799&wfr＝spider&for＝pc.

② 胡伟力.传染病防治法制体系建设研究[M].成都:西南交通大学出版社,2021.

寒、黄热病)的防治,并对四个方面作出了详细的条例规定①。但由于政治经济腐败、科学技术落后,当传染病在全国范围内肆虐之时,政府往往难以建立起有效的防疫措施,导致人民群众生命健康难以得到保证。

中华人民共和国成立之后,党和政府在社会主义改造、改革开放、社会主义现代化建设等重要历史时期,高度重视传染病防治工作,为改善人民的健康状况,针对性地提出了一系列传染病防治领域的重要措施,颁布、完善了一系列法律法规,对提高人民健康、有效防治传染病起到了重要作用②。

十一届三中全会之后,我国实行对内改革、对外开放的政策,标志着我国正式进入改革开放时期。改革开放成为我国的一项基本国策,成为社会主义事业发展的强大动力,中国开启了强国之路。改革开放以来,我国的经济、政治、文化、教育、科技、卫生等得到蓬勃发展,政府加大对传染病防治事业的投入,提高了人民健康水平。然而,人民群众日益提高的健康需求与全国范围内开展的传染病防治工作出现了不平衡、不充分的局面。③

自中国共产党第十八次全国代表大会以来,以习近平同志为核心的党中央,高举中国特色社会主义伟大旗帜,坚持马克思列宁主义、毛泽东思想、邓小平理论、"三个代表"重要思想、科学发展观,创立习近平新时代中国特色社会主义思想,带领全国各族人民将全面建成小康社会、全面深化改革开放作为发展目标,对新时代推进中国特色社会主义事业作出了全面部署④。在社会主义现代化建设过程中,实现了制度创新、理论创新,并不断推进。党的十八大以来,经济、政治、文化、科技、生态环境等领域出现了前所未有的新局面,党和国家事业蓬勃发展。以习近平同志为核心的党中央领导集体,分析国内外政治局势,将全面依法治国作为国家的重大策略,同时将法治建设推到了新高度,我国的法治体系建设朝着日益完

---

① 曾宪章.卫生法规[M].1948:123-150.
② 胡伟力.传染病防治法制体系建设研究[M].成都:西南交通大学出版社,2021.
③ 同上.
④ 张来明.党团结带领全国各族人民夺取中国特色社会主义新胜利的政治宣言和行动纲领(一)[N].中国经济时报,2022-10-31.

善的目标稳步前进。

习近平总书记在中国共产党第十八次全国代表大会上明确了第一个百年奋斗目标：在中国共产党成立一百年时全面建成小康社会。实现第一个百年奋斗目标后，中国共产党继续带领全国各族人民共同拉开全面建设社会主义现代化国家的序幕，昂首阔步向第二个百年奋斗目标奋进。2021年7月1日，中国共产党迎来百年华诞，习近平总书记在庆祝大会上对全世界庄严宣告："经过全党全国各族人民持续奋斗，我们实现了第一个百年奋斗目标，在中华大地上全面建成了小康社会，历史性地解决了绝对贫困问题，正在意气风发向着全面建成社会主义现代化强国的第二个百年奋斗目标前进。"① 解决民生问题便是实现"两个一百年"奋斗目标的关键，保障人民的健康则是解决民生问题的前提。近几年，国家为避免"因病致穷、因病返贫"，重点抓医疗行业，以此保证脱贫群众不再返贫。② 随着我国进入老龄化社会，要防范慢性疾病、传染病、重大公共卫生事件对全国人民的生命健康的威胁，避免加重国家的疾病负担。虽然一些重大传染病对我国经济社会发展有所影响，但在中国共产党的坚强领导下、在全国各族人民共同努力下，我国经济仍然能够保持向好态势。

加快建设现代化国家，早日实现第二个百年奋斗目标，离不开健全的法治体系，健全的传染病防治法治体系是人民健康和幸福生活的坚强保障。经过历次应对重大传染病事件，对传染病防治法治体系建设提出新要求，加强对传染病的防治，确保传染病对各领域的影响降到最低，人民的幸福生活得到保障。为保证传染病防控措施有效落实，需要强有力、切实有效的传染病防治法治保障体系来约束、规范。

我国社会主要矛盾已经由"人民日益增长的物质文化需要同落后的社会生产力之间的矛盾"过渡到了"人民日益增长的美好生活需要和不平衡不充分的发展之间的矛盾"，传染病防治领域、医疗卫生领域也存在各地区医

---

① 习近平.在庆祝中国共产党成立100周年大会上的讲话[N].人民日报，2021-07-02.
② 陈成文.牢牢扭住精准扶贫的"牛鼻子"——论习近平的健康扶贫观及其政策意义[J].湖南社会科学，2017(6)：63-70.

疗资源不平衡、传染病防控措施精准落实的问题。这两个重大问题与人民健康密切相关。坚持健康中国战略，不断传承、探索改善医疗卫生领域、传染病防治领域的经验，重视人民的健康问题，让每一个中国人都能够"病有所医"，是中国共产党人的职责。"绿水青山""低碳出行""健康、文明生活"这些号召，无不体现了一切皆为了人民健康的施政理念，为我国传染病防治法治保障体系建设提供了强大精神动力。

三、保障了经济社会发展

我国幅员辽阔、人口众多，卫生防疫工作存在卫生资源相对缺乏、各地区卫生资源利用不平衡的情况。究其原因，是我国各地区经济发展不平衡，存在"北强南弱，东富西穷"的局面。其间的差异虽不是绝对的，但也比较客观地描绘出各地区的发展状况。2022年10月，中国共产党第二十次全国代表大会在人民大会堂胜利召开，大会主题为：高举中国特色社会主义伟大旗帜，全面贯彻习近平新时代中国特色社会主义思想，弘扬伟大建党精神，自信自强，守正创新，踔厉奋发，勇毅前行，为全面建设社会主义现代化国家、全面推进中华民族伟大复兴而团结奋斗[①]。从各地区的发展情况来看，在互联网经济的带动下，近十年来各地区的经济飞速发展，但要如期实现第二个百年奋斗目标，实现2035年远景规划，还需要增加各地区之间的经济联系，带动全国经济的共同发展。

中国共产党领导全国人民，战胜了发展过程中面临的各种重大传染病风险挑战，保障了经济社会发展，消除了绝对贫困，提高了人民生活品质。2021年11月23日，我国最后9个贫困县实现脱贫。经过全党全国各族人民的团结奋斗，在经济快速发展的过程中，我国832个县、12.8万个贫困村、近1亿贫困人口在8年内全部实现脱贫，这标志着我国解决了困扰中华民族几千年的绝对贫困问题[②]。在面对重大疫情风险挑战时，中国共产党

① 用新的伟大奋斗创造新的伟业[N].人民日报，2022-10-17.
② 甄尽忠.中国特色社会主义是实现中华民族伟大复兴的必由之路——学习党的二十大报告的体会[J].郑州航空工业管理学院学报(社会科学版)，2022(6)：5-10.

领导全国各族人民,依靠人民、敢于斗争、敢于胜利,守护了十几亿人的生命健康,减低了死亡率,有效保障了经济社会快速发展。

一个国家的经济发展状况、传染病的控制程度、国民的幸福指数都可以用一系列数字来表现。一般来说,经济发展越好,对疾病的控制力度越大,每年病死率、感染率越低,国民的幸福指数当然就越高。我国经济社会发展的核心要素是人民,也是实现第二个百年奋斗目标最为根本的要素与动力,而经济社会发展的快慢直接影响传染病的防控情况。倘若不能有效控制传染病,后果就是延缓发展速度,给国民的生存与健康状况带来沉重的打击。因此,完善的传染病防治模式是推动经济社会发展的动力,而良好的经济状况则是保证健全传染病防治模式的基石。

在人类历史发展的过程中,传染病带来的冲击不低于其他自然灾害造成的影响。经济体制不稳定的国家,遭受的冲击远大于经济体制稳定的国家。就如拜纳特在第六届国际生命伦理学大会上说过的:"不稳定的经济体制、潜在的政治和其他恐怖主义、传染病的威胁和其他生物学的灾难以及环境的恶化的特征,对全球我们每个人的个人利益造成威胁。"[①]由此可以看出,传染病影响的不只是人民的身体健康,还会给经济带来沉重的打击。在重大疫情期间,全球经济受到严重影响,延缓了各国发展的速度。因为经济体制不健全、国内局势动荡,导致部分国家负债累累,甚至到了国家宣布破产的地步。传染病作为公共卫生事件,任何国家都无法摆脱传染病流行的威胁,为此应当加大传染病防控力度。

传染病控制体系与经济的可持续发展、国内经济安全呈正相关,对经济产生重大影响。亚洲开发银行针对"非典"发布的数据显示:"全球经济总损失额达到590亿美元,其中中国内地经济的总损失额为179亿美元,占中国国内生产总值的1.3%,中国香港经济的总损失额为120亿美元,占香港地区生产总值的7.6%。"[②]有研究显示,2020年疫情导致的世界经济下行和全

---

① 拜纳特.生命伦理学:权力与不公正——在第六届国际生命伦理学大会的致辞[J].医学与哲学,2003(11):18-21.

② 胡伟力.传染病防治法制体系建设研究[M].成都:西南交通大学出版社,2021.

球有效需求不足抑制了全球贸易和投资的增长,全球外国直接投资(FDI)一直处于低位运行状态[①]。经历了重大疫情之后,各国的经济体制出现深度调整,以适应疫情带来的冲击,以及对抗未来突发的公共卫生事件。中国在促进经济和社会发展的历程中,应当始终重视人民群众的生命健康,把人民群众的健康放在首位,认真、严格落实传染病防治措施[②]。

改善人类的生活环境,提高人类的生活质量一直都是全球科学家致力研究的问题,而如何控制传染病的传播与流行是提高人类生活质量的重中之重。强大的国家背后有较为完善的经济、政策、法律等体制机制作为支撑,以对抗突如其来的威胁。如今,医学科学技术比较发达,较以往已经能够比较有效地控制多数传染病的传播与流行,并且针对医疗行业、传染病领域的体制进行优化也是比较便捷快速的,在保障了人民健康的同时又有力推动了经济社会的发展。

从历史上来看,南京国民政府成立之后,便颁布了一系列传染病防控政策,力图控制传染病高发环节,降低给国家带来严重威胁的重大传染病的不利影响。但由于经济、政治、科学技术等方面的腐败落后,国民政府在传染病防控方面做的努力远不能有效控制传染病的传播与流行,对提升国民的健康、生活质量的作用有限。民国时期传染病防治的经验与教训,为新中国推动卫生防疫事业提供了参考。中华人民共和国成立之后,党中央高度重视传染病防治事业,在各个历史时期出台了切合实际的卫生防疫政策。我国传染病防治事业快速发展起来,传染病防治效果显著,有力地推动了我国经济、政治、社会、科技的发展。

传染病的传播与流行从广义上来说是公共卫生事件,但有效遏制传染病却涉及医学、管理学、历史学、新闻与传播学、法学等多个领域。由此可见,传染病治理应因地制宜,不断优化完善。中国共产党领导人民在卫生防

---

① 卢江,许凌云,梁梓璇.世界经济格局新变化与全球经济治理模式创新研究[J].政治经济学评论,2022,13(3):118-143.

② 陈昊阳.我国重大传染病态势及对国家人口安全影响的研究[D].重庆:第三军医大学博士学位论文,2007.

疫领域取得了显著成效,对促进经济发展、保证人民健康、提升人民的生活水平、助力实现第二个百年奋斗目标有重要意义。

四、应对未来挑战

随着经济社会的快速发展和医学技术的快速进步,医学模式经历了神灵主义医学模式、自然哲学医学模式、机械论医学模式、生物医学模式,最终过渡到生物—心理—社会医学模式[①]。传染病的防治在医学模式转变的过程中,逐步从封建迷信过渡到为人类提供健康全周期服务。医学模式转变的过程中,也给传染病防治体系建设带来了巨大的挑战,如疫灾频发的民国时期,主要是防治鼠疫、霍乱、天花、斑疹伤寒、流行性脑脊髓膜炎等 12 种法定传染病[②]。20 世纪中期,我国的传染病防治工作的重心是减少地方性传染病的流行。20 世纪后期,主要是防治慢性疾病。如今主要是有力应对突发、严重的公共卫生事件,提升重大公共卫生事件应急能力。

传染病在流行阶段主要呈现出以下特点:疫情传播速度快,袭击面大;病原体突变概率大,遏制难;感染人群数量庞大;容易加重慢性疾病。在过去,由于医疗条件差、传染病防护意识薄弱、居住环境恶劣,当出现突发传染病时较难在短时间内控制住传染病。随着医疗卫生条件的不断提高,人民群众的生活水平和卫生健康意识的提高,部分新中国成立初期在中华大地上流行的传染病基本被消除,并有效控制了部分高发地方病及寄生虫病。近些年,由于全球经济的快速发展,环境、气候的显著变化,开始出现了一些新发传染病,如乙肝、丙肝、艾滋病、"非典"、中东呼吸综合征(MERS)、人感染高致病性禽流感、埃博拉出血热等[③]。

传染病的传播与流行加重了全球的经济负担、疾病负担,对全球传染病的治理提出了更高的要求。段嘉煜等学者指出:

---

① 胡伟力.传染病防治法制体系建设研究[M].成都:西南交通大学出版社,2021.

② 张泰山.民国时期的传染病与社会:以传染病防治与公共卫生建设为中心[J].社会科学文献出版社,2008:50.

③ 于保荣,许晴,刘卓,等.新发传染病经济负担的方法学研究[J].卫生经济研究,2017(7):25 - 29.

国际传染病体制已经发生了重大的变化,其核心是国家的义务被全面强化。发展成为全球性预防与控制机制,强调世界卫生组织也向国家承担相关义务以及各国在传染病防治上的能力建设。现有的立法远远落后于国际卫生实践,从而严重地限制了《国际卫生规则》的功效的发挥。①

各国的传染病体制应该跟上时代发展及传染病变化的趋势,根据各国的实际情况及时做出调整,以此保证人民的生命健康,加快经济社会、政治、科学技术的发展速度。各国应担负起其责任,加强国际合作、联系,共享传染病防治经验,增强应对突发公共卫生事件的能力。

为适应全球气候变暖、生态环境改变带来的新挑战,预防新发传染病,防止旧传染病复燃,健全我国的传染病防治体系成为迫切的现实需求问题。目前我国老龄化加重,出生率下降,若出现严重的公共卫生事件,健全的传染病防治体系能够减轻传染病带来的冲击力,对保护高危人群、维护社会稳定、促进社会长远发展具有重要意义。

五、坚持走中国特色社会主义道路

中国共产党带领全国各族人民历经百年奋斗,全面建成小康社会,正在以昂扬姿态向第二个百年奋斗目标奋进。取得这一系列伟大成绩的基本经验就是坚持走中国特色社会主义道路,坚持马克思列宁主义、毛泽东思想、邓小平理论、"三个代表"重要思想、科学发展观、习近平新时代中国特色社会主义思想,走出了一条中国式现代化道路。中国式现代化,无论是面对中华传统文化,还是世界文明成果,都能够以取其精华去其糟粕的方式进行传承和吸收借鉴,开创了人类文明发展新形态。我们立足于人类文明发展与

---

① 段嘉煜,王若雨,张曙,等. 重大传染病国际协同防治策略的快速系统评价[J]. 医学新知,2020,30(3):239-247.

中国道路的交汇点，按照文明探索、文明选择、文明延续、文明超越的逻辑层次，体现出中国道路内蕴的新要素和新超越，而且这种"新"并不是简单的破旧立新，而是在坚守中华文明主体性、不断增强文化自信基础上的开拓创新。① 推进中国式现代化，传染病防治事业也需要加快现代化建设步伐，优化中国模式，不是照搬发达国家的传染病防控体制，而是传承中国传统防疫文化精华，结合中国具体实际，不断探索、实践而来。在习近平总书记倡议构建的"人类命运共同体"之中，我国与世界其他各国之间的联系越来越紧密，沟通交流日益频繁。推动各国政治、经济共同发展的同时，又将博大精深的中国文化传向全球，共同走向繁荣。

中华人民共和国成立之初，我国较快完成了社会主义改造，为我国社会主义现代化奠定了基础，为取得一系列重大成就提供了政治保障。坚持中国特色社会主义道路，推进中国式现代化，就是坚持走一条和平发展、合作共赢的康庄大道。中国道路成就了中国如今的繁荣与稳定，为世界的和平与进步事业作出了重大贡献；中国道路凸显了社会主义制度优势，引领着世界社会主义发展方向，同时也为其他经济文化相对落后的国家探索符合自己国情的发展道路提供重要借鉴，有利于维护世界持久和平，促进共同发展②。因此，要充分发挥中国特色社会主义制度优势，坚持道路自信、理论自信、制度自信、文化自信，以更加昂扬奋发的姿态，加快推进中国式现代化建设，实现中华民族伟大复兴。

"为人民服务""从人民中来，到人民中去""一切皆为人民""以人为本"，这些以人为核心的思想一直都是中国共产党治国理政的基本理念，也是中国在传染病防治过程中秉持的基本原则。每一位中国人在国家的庇护下享受着公平的就医待遇，得到医疗机构的全力救治，全国人民的生命健康得到保障，彰显出中国共产党的初心使命和责任担当。

2022 年 10 月，党的二十大胜利召开，向全国人民、全世界展示出一幅

---

① 张波. 人类文明视阈下的中国道路自信[J]. 马克思主义研究,2021(10):127-134.
② 李家祥. 中国道路的内涵及其世界意义[C]. 中国科学社会主义学会:"时代变迁与当代世界社会主义"学术研讨会暨当代世界社会主义专业委员会 2015 年会论文集,2015:114-120.

闪耀着马克思主义真理光辉的中国画卷,中国特色社会主义建设步入新征程。二十大报告指出,中国方案、中国经验、中国道路和中国声音不仅具有中国意义,也具有世界意义。学习贯彻党的二十大精神,要充分领会过去五年和新时代十年中国共产党取得辉煌成就的非凡意义。党的十八大以来,在以习近平同志为核心的党中央坚强领导下,党和国家事业取得历史性成就、发生历史性变革,谱写了彪炳史册的辉煌历史篇章,具有重大里程碑意义[①]。学习党的二十大精神,要充分领会未来发展道路和方向,要始终坚持走中国道路,在党和国家的带领下努力实现建设社会主义现代化强国的目标。

传染病防治事业需要长期探索、积累经验,同我国的卫生健康事业共同进步。中国共产党领导人民在抗击重大疫情过程中取得的辉煌成就,彰显出中国特色社会主义道路、社会主义制度的优势,加深了中国人民对中国共产党、中国特色社会主义制度、中国特色社会主义道路的认同感。中国共产党领导人民抗击重大疫情取得的举世瞩目的成绩,对于提升我国的综合国力、国际地位,维护人民健康,推动经济发展具有重要意义。

第二节　我国传染病治理历程

病原体指的是可以引起疾病的生物及非生物的一个总称,包含了细菌(病原菌)、真菌、放线菌、衣原体、支原体、病毒等,其存在的历史远长于人类的历史。随着人类的起源与发展,医学也随之产生、演变、进步、完善。疾病贯穿人类历史的始终,贯穿人类的生老病死,"人类的历史即是疾病的历史"[②]。随着人类社会的不断进步,经济社会快速发展的同时也产生了各种新发病原体,医学科技的发展开启了医学模式转变的大门,以应对传染病领域的新挑战。

---

① 欣闻.中国作协党组书记处同志参加党的二十大报告专题学习[N].文艺报,2022-10-21.
② 朱雷,高文胜.总体安全观下的中国重大疫情安全治理战略研究[J].华东理工大学学报(社会科学版),2020,35(1):80-88.

　　人类进入农耕社会后,传染病流行的风险和危害大增,但应对传染病的措施却非常有限;工业革命兴起后,人们逐渐认识到传染病的危害,一系列传染病防治措施也开始建立起来。现如今,传染病防治已成为我国的重点关注领域之一,我国经济的平稳发展离不开健全的传染病防治体系。

　　1921年之前,我国的传染病防治体系发展历程短于西方国家,积累的传染病防治经验少于西方国家,中国在传染病领域的国际话语权较弱。传染病领域涵盖了医学、法学、管理学、历史学的发展,涉及公共卫生学、社会学、医学、经济学、伦理学等多个学科,概括来说是自然科学与社会科学的交叉融合。而我国对传染病的防治起步较晚,对传染病的认识还不够深刻,要追溯我国的传染病防治体系建设还需具体解析在不同历史时期下、不同因素作用下我国传染病防治事业建设的具体情况,并进行经验教训的总结梳理,为中国式传染病防治体系建设提供参考依据。

一、我国古代传染病防治情况

　　古代出现重大传染病便称为瘟疫。由于国家经济落后,医疗技术发展缓慢,传染病对国家安全构成了严重威胁。人类发展的历史上,人类与瘟疫的战争从未结束。在现代,人类不断发展出新技术与传染病抗衡。但即使是科技发达的现在,有些传染病也无法完全被人类战胜,如艾滋病、非典、埃博拉、鼠疫、霍乱等。在经济、科技、政治极其落后的时代,瘟疫的严重程度如何? 人们在那时是怎样防治瘟疫的呢?

　　中国的古籍《周礼·天官·冢宰》上曾记述:

　　　　疾医掌养万民之疾病,四时皆有痾疾。疾医掌养万民之疾病,四时皆有疠疾。春时有痟首疾,夏时有痒疥疾,秋时有疟寒疾,冬时有嗽上气疾[①]。古人针对"痾疾",以五味、五谷、五药养其病,以五气、五声、五

---

　　① 常兴,姚舜宇,刘金凤,等.基于"三消除湿戾"角度探析国医大师刘志明论治新型冠状病毒肺炎的方药策略[J].辽宁中医杂志,2021,48(7):48-51.

色视其死生……凡药以酸养骨,以辛养筋,以咸养脉,以苦养气,以甘养肉,以滑养窍。凡有疡者,受其药焉①。

到后来,《吕氏春秋》里进一步解释,如果季春之时像夏天一样,则温气大腾,则"民多疾疫"②。在那时,古人已经认识到疾病的发生发作与气候变化有关,摸索出了早期传染病的防治经验。近几年,在党和国家政策的鼓励下,我国的中医药事业发展迅速,已经在国际上得到了认可。中医的理论基础包含了血气津液学说、阴阳五行学说、经络学说、病机学说等,其中"阴阳五行学说"的源头可追溯到夏朝。夏朝的典籍《连山》曾提到"阴爻"与"阳爻",为阴阳五行学说提供了有力的证据。当时认为阴阳两种相反的气是天地万物泉源,任何事情都可以一分为二,道生一,一生二,二生三,三生万物。"阴阳学说将宇宙世间万物分为阴与阳两大类,认为一切事物的形成发展与变化,全在于阴阳两气的运动与转变"③。至明朝,出现了许多研究传染病的医学家,许多关于防治传染病的医学著作也纷纷出现④。

康熙作为清朝的第四位皇帝,也曾感染天花。清政府对天花的重视程度非常高,在全国范围内采取被动躲避、隔离天花感染源,并将南方的种痘技术引进宫廷及北部地区。晚清之后,政治环境动荡,统治阶级腐败软弱,外国侵略者为蚕食中国,战火不断,再加之鼠疫在华北地区肆虐,民不聊生,加重了政府的财政负担。即使清朝统治者对疫情采取了相应的措施,积累了一定的理论与实践基础,但也不能改变灭亡的结局。

二、民国时期传染病防治情况

民国时期是疫情高发时期,疫情与其他自然灾害严重影响了民国时期人们的生命健康。1931年,法定传染病中除鼠疫外,其余传染病都在各省

---

① 王丽芬,孟永亮.《太平御览·药部》文献探究[J].中医文献杂志,2021,39(01):8-11.
② 严小青,刘艳.香料与古代瘟疫防治:兼论道医和佛医的治疫贡献[J].医学与哲学,2022,43(5):76-80.
③ 陈金梅.从跨国文化看中国传统五色学说[J].教育教学论坛,2012:190-191.
④ 尹媛萍.中国古代传染病防治[J].政府法制,2010(35):11.

市流行。几乎每年,全国各地区都要受霍乱、天花、伤寒、流行性脑脊髓膜炎的侵袭。受疫情影响的地区分布主要呈现以下局面:华中区(24%)、华北区(20%)、华南区(17%)、西北区(15%)、西南区(11%)。出现此现象的原因为:①社会经济发展水平低,医疗卫生制度不健全;②国内战乱频繁,容易引起传染病的传播与流行;③人民群众传染病防治意识薄弱,深受封建迷信影响;④我国存在一些自然疫源地,如青藏高原、松辽平原、天山、帕米尔高原等。传播能力强、死亡率高的传染病在各地流行,导致大量民众感染与死亡,加重了人民负担。这不仅减缓了民国时期国内的发展速度,也无法稳定民心,必然会对社会稳定产生严重冲击。

民国时期防治传染病的第一步便是对传染病进行定义,这与现代防控传染病的措施不谋而合。《四川省志·医药卫生志》曾阐述,国民政府于1944年规定:"霍乱、痢疾、伤寒副伤寒、天花、流行性脑脊髓膜炎、白喉、猩红热、鼠疫、斑疹伤寒、回归热为10种法定传染病。"①由此可见,民国政府重视死亡率高、流行状况严重、难以控制的传染病。通过界定传染病,消除了一般群众"病急乱投医"、疑神疑鬼的现象,引导群众认识传染病、防治传染病。然而,由于法定传染病是由国家或政府用"法令"规定的,具体防治传染病的举措只能依靠政府颁布的相关法令为防治提供依据。

传染病在民国时期频繁地流行,给整个社会带来了危害。为减轻传染病对国家的影响,扭转传染病在各地区的流行趋势,国民政府采取了一系列的救疗措施。主要包括:成立应急防疫组织,指导救疗事宜;调查疫区传染源,为救疗提供依据;管制交通,隔离患者;实施应急预防接种,清洁消毒与除灭害虫;建立临时医院,收治患者;救疗中的宣传。② 这六个救疗措施分别从消除传染病、切断传播途径、保护易感人群三个方面衍生,形成了初具雏形的传染病防治方法。国民政府通过经常性的临时防疫组织、非经常性的防疫组织,调配防疫人员、制定相关防治措施、指导和监督地方防疫,扑灭

---

① 四川省地方志编纂委员会.四川省志·医药卫生志[M].成都:四川辞书出版社,1995.
② 张泰山.民国时期的传染病与社会:以传染病防治与公共卫生建设为中心[M].北京:社会科学文献出版社,2008.

了绥远、山西的肺鼠疫。

1915 年，北洋政府恢复卫生司，设置四科，明确卫生司负责传染病预防、舟车检疫、国际防疫、地方病预防等事项。[①] 国民政府自上到下设置传染病管理部门，并明确各部门、各岗位的职责要求，上至中央政府设有防疫机构，扩大检疫范围，下至各乡镇，主要负责基层初级卫生保健，如预防接种、举行防疫活动、改善居民居住环境等。[②]

传染病的传播过程复杂，群众染疫后症状复杂，为弄清楚其中缘由，国民政府成立中央卫生实验处，开展各种传染病相关研究，培训传染病专业人员负责各省传染病防治工作，加强国际交流与合作，增加防疫经验。民国时期，每年传染病在各省流行，为更好地了解各省染疫情况，增加群众的传染病防治意识，政府颁布防疫法规，实施传染病上报制度，利用报刊向群众宣传和普及传染病预防知识。

综上所述，民国政府的传染病防治改革是近代中国传染病防治过程中的重要组成部分，其目的在于统治阶级维持自身统治地位。在民国时期建立的防疫机制，对于控制全国疫情的发生、发展仍然起了推动作用，对保护民众健康、促进经济发展有一定进步意义。但总体来看，由于民国时期政治腐败、经济贫弱、科技落后，加之外侮内困，其建立的传染病防治体制很难发挥更大作用。民国时期建立的防疫体制机制的经验，为中国共产党领导人民开展卫生防疫工作提供了借鉴。

三、新中国成立后的传染病治理进展

1949 年新中国成立至改革开放时期，我国在传染病防治建设领域，创造性地运用具有中国特色的防控措施发展了防治传染病的事业。新中国成立初期，国民党留下了一个千疮百孔的烂摊子，疫情丛生，医药行业发展缓慢，人们面临各种慢性疾病、传染病、寄生虫病和地方病的严重威胁。为解

---

　　① 方石珊. 中国卫生行政沿革[J]. 中华医学杂志，1982(5).

　　② 张泰山. 民国时期的传染病与社会：以传染病防治与公共卫生建设为中心[M]. 北京：社会科学文献出版社，2008.

决此问题,在科技不发达、经济条件落后的情况下,毛泽东主席秉着对人民负责、对国家负责的态度,针对传染病防治和医药卫生做出了明确的指示:"今后必须把卫生、防疫和一般医疗工作看作一项重大的政治任务,极力发展这项工作。"①此阶段关于常见传染病的调查研究工作主要委托中华医学会进行。并且,毛主席对传染病防治工作给予了持续不断的关注,指出:

> 把卫生工作看作孤立的一项工作是不对的。卫生工作之所以重要,是因为有利于生产,有利于工作,有利于学习,有利于改造我国人民低弱的体质,使身体康强,环境清洁,与生产大跃进、文化和技术大革命,相互结合起来。现在,还有很多人不懂这个移风易俗、改造世界的意义。因此必须大张旗鼓,大做宣传,使得家喻户晓,人人动作起来。②

在当时,党和政府重视传染病防治工作,关注人民群众的身体健康,在传染病防治领域以"预防为主"为防治主线,成立卫生防疫专业机构,培养防疫人才来大力防治传染病,完善传染病防治体系。当时,我国医疗卫生事业虽然发展较为落后,在传染病防治方面的经验不足,所制定的方案、策略等会出现不完善的情况,但在当时依旧起到了不小的作用,并且为此后的传染病防治建设打下了坚实基础。也正是在此基础上,加之实际工作中的经验积累,我国对急性传染病的研究取得了较大的进步,形成了包含麻疹、流行性脑脊髓膜炎、流行性感冒在内的8种急性传染病的防治方案。③ 在党中央的坚强领导下,我国采取的传染病防控措施初具成效,全国的传染病发病率逐渐下降,地方病、传染病、寄生虫病得到了控制。

改革开放之后,我国对外打开国门,用新知识、新方式、新技术防治传染

---

① 中共中央文献研究室.毛泽东文集(第六卷)[M].北京:人民出版社,1999:176.
② 同上.
③ 马金生.1959年全国急性传染病学术会议的历史考察[J].当代中国史研究,2022,29(1):67-78+158-159.

病,以降低传染病对人民群众的危害,提高人民群众的健康质量。我国对国外的先进的传染病防治知识与技术,始终保持着虚心学习的态度,将国外的先进技术方法与我国的实际情况相结合,进行了不断研究,从而加强高质量传染病防治专家人才队伍的建设,出台了一系列传染病防治的法律法规,使我国的传染病防治事业进入快速发展的阶段;加强甲类传染病的管控,完善乙类、丙类传染病的应对方式、方法,如颁布《鼠疫地区猎捕和处理旱獭卫生管理办法》《艾滋病监测管理的若干规定》《性病防治管理办法》等。① 目前,我国已经积累了具有中国特色的传染病防治经验,在传染病防治领域取得了瞩目的成果。党的十九届五中全会提出,要坚持和完善社会主义基本经济制度,充分发挥市场在资源配置中的决定性作用,更好发挥政府作用,推动有效市场和政府更好结合。② 政府的作用主要包括维护国家安全与主权、加强国防建设、消除社会隐患和内部腐败、鼓励创新创造、优化社会结构、破除迷信、促进社会进步等,治理重大疫情也成为政府的重要职责。

回顾我国传染病防治历程,中国共产党领导人民在抗击重大疫情过程中取得了伟大成就,充分彰显了党的领导和社会主义制度的优越性和政治优势。

中国共产党的初心是为人民谋幸福、谋利益,始终坚持人民立场,将人民的利益摆在至高位置,为人民造福。如今,我国已摆脱绝对贫困问题,在防止返贫的同时,统筹做好医疗卫生、教育文化、社会保障、经济、科技等方面的保障与发展。一切社会建设都以人民的幸福为中心,不断补强薄弱的领域,将民生工程落到实处,增强人民的幸福感、获得感、安全感。

传染病防治体系建设事关国家经济、科技、文化、教育等领域的发展,重视公共卫生事业和医疗事业建设,是民生建设的基础。中国共产党领导人民,不断健全中国特色社会主义的传染病防治体系,彰显中国的道路自信、文化自信、理论自信、制度自信,为实现第二个百年奋斗目标努力奋斗,走向

---

① 李自典. 新中国传染病防治的法治化历程[J]. 团结报,2022(5).
② 刘伟. 为经济高质量发展奠定坚实制度基础[N]. 人民日报,2020 - 04 - 17.

中华民族的伟大复兴!

第三节　传染病防治的国际比较

一、西方古代的传染病防治

西方文明早期,人类对科学技术的探索处于起步阶段,对传染病的实质存在很大的误解,认为传染病的发生、发展是"天神发怒"或是鬼神作祟,难以采取有效的应对措施。古希腊时期,人们认为传染病是天神对人类的惩罚,如同战争一样不可预测,凭人类的力量无法战胜。至古罗马时期,人们将传染病定义为"疫"。"疫"在那时并不是代指疾病,而是与某种灾祸、灾害相关,更确切地说是"上帝的惩罚"。由于历史原因,古罗马受古希腊文明的影响十分深刻,这也是为什么古罗马很长一段时期的立法活动都浸含着希腊哲学思想。① 古罗马时期的传染病防治手段主要是以法律的形式存在,凭借国家权力、国家意志对公众的健康进行管理,不同于古希腊时期仅依靠医生的个人力量来提高公众的身体健康,抵抗疾病。

古希腊文明对疾病的认知与中医相似,认为疾病起于人体,是人体元素失衡而导致了疾病。在医学和传染病防治方面,希腊文明已经有了初步的见解,是理性医学的开端。如认为合理饮食、建立规律的生活作息可以预防疾病。虽然传染病防治在希腊文明中已初具雏形,但其中仍夹杂着宗教和超自然的治疗理念,病人在治疗无望时会祈求神灵。

希腊医学中最具有代表性的人物——希波克拉底(Hippocrates,约公元前 460—前 377 年),促进了希腊医学、希腊传染病防治的发展。希波克拉底是希腊医学的奠基者,著有一系列的医学作品,统称为"希波克拉底文集"("Hippocrates corpus"),如在《论风、水和地域》(*On Air, Waters, and Place*)中,他提出了体液理论来解释疾病的起源。该理论认为,人体内含有

① 周枏. 罗马法原论(上)[M]. 北京:商务印书馆,2016.

四种体液,分别是血液、黏液、黄胆汁和黑胆汁,四种体液若出现失衡,人便会生病。希波克拉底在传染病防治方面也有独到的见解。他提出了"环境卫生"的理念,认为环境影响公众的健康水平。[①] 希波克拉底提出的"体液学说"与古印度的医学理论有着相似之处。阿育吠陀医学是古印度的医学经典之一,其认为人类的健康与三种能量或体液相关,包括风(vayu),一种动态运动的能量,与空气相关;胆汁(pitta),一种高温的爆炸性能量,与太阳相关;黏液(kapha),一种统一的能量,能让一切结合起来。[②] 在那时,人们认为维持人体内的能量平衡,不仅需要良好的饮食习惯、生活方式和周围环境,还要接受宗教约束。

大规模的侵略战争使人们国破家亡,同时也带来了难以抵御的瘟疫。雅典的消亡因素中,战争是重要的影响因素之一。公元前 430 年至公元前 427 年,雅典发生了瘟疫,希腊历史学家修昔底德详细描述了这次瘟疫流行的情形。造成这次瘟疫流行的主要原因是一次大规模战争——伯罗奔尼撒战争。这场战争使得新型传染病在地区间蔓延,希腊遭到了前所未有的传染病侵袭,不仅主力军队死亡惨重,大瘟疫也造成了大批平民死亡[③]。雅典遭受了战争和瘟疫的双重打击,国内经济逐渐萧条,发展速度逐渐减缓,雅典文明遭到了破坏,但传染病防治事业却在雅典的消亡中萌芽。

修昔底德的伟大之处并不在于记录了伯罗奔尼撒战争给雅典带来的影响,而是对瘟疫的病因及兵力进行了仔细分析,这有悖于当时的"神灵之力"的思想主流,成为传染病理性防治的起点。修昔底德明确讨论了传染病给社会带来的影响,分析和总结了疾病发生、发展的症状特点。修昔底德本人也染上过瘟疫,并幸存下来。他总结自己出现过高烧、舌头出现溃疡、恶心腹泻等症状,而部分染疫者在死亡一周后会出现指端坏疽等。虽然修昔底德总结了瘟疫的特点,但在那时对于瘟疫的起源存在各种争论,并无统一的

---

　　① 李芷馨,黄辉.全球健康正义视野下的传染病防治立法及其完善[J].哈尔滨师范大学社会科学学报,2022(4):85-89.

　　② 约翰·艾伯斯.瘟疫:历史上的传染病大流行[M].徐依儿,译.北京:中国工人出版社,2020.

　　③ 龙希成.SARS流行给我们的警示——访香港科技大学丁学良博士[J].中国牧业通讯,2003(11):36-42.

结论。

我们在修昔底德的作品中能够了解到，瘟疫改变了当时希腊的宗教仪式、葬丧习俗等社会习俗，磨灭了人类善良的本性，出现抛妻弃子的现象。人们在瘟疫面前显得尤为弱小无助，仅凭一己之力无法改变瘟疫对家庭、社会、国家的影响，因此在瘟疫肆虐全社会的时候，人们便持着"躺平"的态度活着，因为他们自己总有一天也会染疫后慢慢死去。修昔底德曾这样记录瘟疫肆虐人民的悲惨现状：

> 那些曾经只能躲在角落里偷偷进行、不能随意实施的行为，现在人们也毫不留情地大胆进行了。因为他们目睹了富贵之人的突然死亡，而曾经身无分文的人继承了财产，其过程无比迅速。无论富贵贫穷，生命都十分短暂，人们因此下定决心要挥霍金钱、享受人生。对于荣誉的坚持如今一文不值，没有人能确定他们是否有时间达到既定目标，但可以确定的是，当下的快乐以及所有能带来快乐的实物都唾手可得、值得推崇。无论是对神的敬畏还是对法律的尊重都无法再约束他们。毕竟首先，人们发现无论他们是否尊重神祇或恪守律法，结果并无不同，所有人都会死去；更何况，没有人能够活到他因为犯罪而受审的日子。人们都觉得一场更为严苛的惩罚已经降临到每个人的头上，不过是悬而未决，在这场惩罚面前，享受生活才是唯一合理的事情。[①]

修昔底德以其独到的见解，认为控制传染病不仅有利于人们的身心健康，还有利于维持社会的和谐稳定。现代国家已经充分认识到传染病防治事业与经济社会的重要关联，研究疾病更具多样性、复杂性和创新性，提升了传染病防治效果，极大地促进了公民的身体健康。人们摒弃封建迷信、鬼神之说，秉持科学防治的思想，探索传染病防治道路，为此后的传染病防治事业积累经验。

---

① 约翰·艾伯斯. 瘟疫：历史上的传染病大流行[M]. 徐依儿，译. 北京：中国工人出版社，2020：9.

西方国家早期的传染病防治缺乏有力的科学指导,人们以神灵为主导,辅以不成熟的传染病防治手段,难以控制传染病的流行。虽然传染病的肆虐造成了大面积的染疫人员死亡,却为后代防治传染病积累了经验,同时也促进了科学防治传染病的起步。

二、近现代部分国家开展传染病防治工作的情况

随着时代变迁,一些国家在历史的洪流中不断发展壮大起来,人类文明也开始逐渐走向智能化。虽然不少新型的传染病在发展中出现,但人们从未放弃与传染病作斗争。20世纪后,人们开始了利用国际法调整防治传染病的国际行动,多项关于传染病防治的国际法陆续出台。进入21世纪后,全球各国在世界卫生组织(WHO)的带领下建立了新的传染病防治机制,如传染病检测机制、传染病防控机制等,制定并完善非医药的传染病干预制度、疫苗免疫制度和非针对性治疗制度。[①] 各国以世界卫生组织出台的传染病防治为基准,结合自身国情和传染病的流行特点,制定适宜的传染病应对措施。信息化时代的到来,加快了科学技术发展的速度,在其背后不仅混杂着生态环境的破坏、物种数量减少、病原体种类及其突变速度的增加,还威胁着人类的健康水平。在追求发展和人类相对自由的同时,如何防治传染病、如何提高人类生存质量成为当下需要思考的问题。

第二次世界大战期间,一些国家如美国研发出一些生化武器,如炭疽炸弹,将细菌、病毒扩散至世界各地。美国给他国带去病原体,其国内也有不少公民感染。在国际力量的压迫下,美国一方面签署了《生物武器公约》;另一方面,为控制国内传染病的流行,避免传染病对国家经济、科技、政治、社会等方面的影响,开始陆续出台相应政策防治传染病。1950年,美国政府出台了《灾害救助和紧急救助法》,对疫情从监测到处理等一系列的工作进

---

① 马忠法,谢迪扬. 传染病防治国际法制度的现状、缺陷与完善[J]. 安徽师范大学学报(人文社会科学版),2022(5):100-110.

行了完整而详细的规定,该法律成为美国正式应对公共突发事件的开端。[①]
后来出台的《公共卫生服务法》是关于防范传染病方面最主要的法律,明确
严重传染病的界定程序,制定传染病控制条例,规定检疫官员的职责,对来
自特定地区的人员、货物以及有关场所的检疫等做出了详尽的规定,甚至还
对战争时期的特殊检疫进行了规范。[②] 除此之外,美国为完善公共卫生突
发事件措施,出台了《全国紧急状态法》《公共卫生安全和生物恐怖威胁防止
和应急法》《天花应急处理人员防护法》等一系列法律法规。

美国在传染病防治领域处在领先地位,具备较为健全的传染病防治法
律体系和传染病防治策略,但美国在传染病防治过程中的种种事件也在提
醒我们,传染病防治的理念、程序无论多么先进,也很难做到面面俱到,难免
会出现监管不到的陷阱和死角。种族歧视便成了美国传染病防治历史中难
以抹去的污点。从近些年美国防疫情况来看,政策制定者并未完全保障每
一个美国公民的生命健康,仅在一味追求世界巨头的地位,而忽略了民众的
呼声。

韩国毗邻我国东部,了解韩国的传染病防治体系,有助于促进我国卫生
防疫体系的完善。韩国的防疫体制主要包含三大部分:公共卫生管理体制、
国境卫生检疫管理体制和传染病防控体制。公共卫生管理体制主要负责协
调、监督与卫生和福利相关的事务及政策,提升国民的生活水平和福利水
平,以及做好各类传染病的防治工作,加强慢性病的管理以降低国民治疗负
担,建立保健医疗研究中心,强化疾病研究;国境卫生检疫管理体制主要是
防止国外传染病的传播扩散,保障人民群众的生命健康,防止传染病通过轮
船、火车、汽车等交通工具装载的货物传播;传染病防控体制主要是对传染
病监控、分析,以便制定应对措施。[③] 韩国出台了一系列法律法规以保障传

① 豆娜. 突发公共卫生事件应对法律制度研究——以非典、甲型 H1N1 流感的全球蔓延为例[D].
兰州大学,2010.
② 李惠. 试论应对突发公共卫生事件的法制建设[J]. 法律与医学杂志,2004(2):104-107.
③ 陈海靖,林建斌,孙宝杰,等. 韩国国境卫生检疫管理体系研究[J]. 中国国境卫生检疫杂志,
2020(4):289-292.

染病防治措施的有效落实,如《传染病预防和管理法》《公众卫生管理法》《检疫法》《健康检查基本法》等。① 韩国的传染病应急管理体系与我国存在差别,根据传染病法律法规,将传染病分为 4 级 86 种,不同级别采取不同的应对措施,并配备不同数量的传染病调查人员。在传染病流行阶段,韩国不会对疑似或确定的染疫人员进行隔离,而是以居家隔离的方式控制疾病的散播。

日本最早的传染病防治法律法规是 1897 年制定的《传染病预防法》,随着时代的进步,该法不断修订,从整体上规范国家和各地方政府的传染病对策,特别是在各层级地方政府的工作上,不仅对传染病防治的一系列工作做出了规定,还对传染病患者的医疗经济负担进行了细致的规定,在保障日本民众生命健康的同时,还减轻了群众的经济负担。② 针对染疫人员,日本政府采取的措施是强制住院,对密切接触的染疫人员进行严密排查,以减少病原体在全国的流行范围。日本政府还针对易成为传染源的动物制定了相关的政策,成立了相关的协会或专业。

德国是目前国际社会上工业水平最发达的国家之一,经济发展程度也可以算得上世界一流。德国的经济总量现在是欧洲第一、世界第四,仅次于美国、中国与日本。德国在传染病防治领域有较高的话语权,对传染病的整体把控较好。德国传染病防治立法对病种的列举建立在大量医学概念和医学判断的基础之上。且在德国传染病防治立法中,公共卫生机构、医院等医疗机构的制度角色比较突出,这也体现出执行德国《防止传染病法》对于专业力量和专业资源的配置要求。相对于西方以自由主义为底色的宪制体制,德国的《防止传染病法》可以说仍然赋予了国家强有力的行政权力,以防止传染病和病原体的传播。只是这种对行政权力的依赖往往建立在专业知识的基础之上,突出对专业知识的前置性安排,因而将其归类为一种准专业

---

① 韩国法规在线·韩国法规·法规类别[EB/OL]. https://elaw. klri. kr/eng_service/struct. do.
② 陈婉莉,姜晨彦,王继伟. 日本传染病预防控制体系及其对我国的启示[J]. 上海预防医学,2021 (3):248－253.

主义防治观。① 德国政府为保证公民的权益,规定公民享有染疫或隔离时的病假工资,享受传染病相关部门实施的健康教育权、行政援助权、医疗护理权,以确保公民的生活和健康得到保障。

英国经历过克雅氏症、疯牛病、"伦敦大瘟疫"、霍乱、天花等严重的传染病,并因此积累了许多传染病防治经验。这些长期积累下来的经验为完善英国的传染病防治体系发挥了重要作用。疫苗接种是预防传染病、保护高危人群的重要方法。英国的疫苗接种体系走在国家传染病防治的最前线,利用智慧医疗系统准确掌握公民的集中记录和既往病史。英国在应对突发公共事件中有清晰的防控步骤,传染病检测、下发传染病指导纲要、疫情通报和防疫知识的普及是主要部分。在疫情防控中,不论种族、身份地位、国籍,都能得到救治。② 自 1918 年大流感对英国形成了全方位冲击后,英国政府便十分重视传染病给国家和公民带来的危害。建立实验室、加强国际合作、完善新发传染病防治体系、重视国家突发公共卫生事件处理能力成为英国应对传染病的重要支撑。

与其他国家相比,非洲国家基本上处于比较落后的情况,其生存环境恶劣、卫生条件差、医疗资源缺乏、经济发展缓慢,又属于传染病高发地区,一旦暴发传染病,需要其他国家的支援来控制传染病。一个较为完善的传染病防治体系需要有良好经济基础,以增加医疗卫生比重,降低传染病死亡率。如尼日利亚全国医疗卫生总支出占 GDP 的 4.6%,低于 9.9% 这一世界平均水平,缺少应对黄热病、艾滋病、霍乱、埃博拉、血吸虫病等传染病的条件。③ 传染病监测是预防传染病流行的基础,而非洲的传染病监测体系存在以下问题:监测体系设置不合理,大多数国家的传染病监测体系呈垂直独立的分散状态;监测信息使用不充分,监测数据之间缺乏联系;监测能力不足,大多数国家缺乏实验室监测能力,对疑似病例及暴发病例的确诊能力

———————————
① 李广德. 传染病防治法调整对象的理论逻辑及其规制调适[J]. 政法论坛,2022(2):150-163.
② 熊光清. 疫情对英国公共卫生体系提出新挑战[J]. 人民论坛,2020(10):24-26.
③ 邱文毅,贺骥,李钢,等. 浅谈尼日利亚传染病流行现状和华人罹患疾病风险及预防措施[J]. 中华卫生杀虫药械,2021(1):85-89.

不足;对首例病例的捕捉能力不足而错过干预疫情暴发的最佳时间等。①由此可见,非洲各国的传染病防治体系受诸多因素的影响,还未建立适合自身发展的传染病防治体系。

传染病防治效果与能否实现"全球健康"的目标相关。"全球健康"是跨越地理边界的守护健康行动,有助于贫困国家建立适合的传染病防治体系,守护他国公民的生命健康权。国际上,实现"全球健康"的主要途径是国际援助,富裕的国家可为贫穷的国家提供经济、技术、传染防治策略支持,加大国际合作,各国共同肩负着维护"全球健康"的责任与义务。如今,"全球健康"不仅受国家发展情况的影响,还与战争、传染病、慢性疾病、意外伤害、年龄、性别等相关。联合国为解决以上影响因素,制定了一系列的条约、习惯法和一般原则,如《国际卫生条例》,规范人权、健康、环境等全球伦理行为,促进全球共同发展。

随着数字信息化时代的发展,人类社会不断前进,疾病谱也将伴随时代的发展而改变,这意味着人类与传染病的抗争将永久持续下去。各国肩负着维护全球健康的使命与责任,在追求现代化、信息化、科技化的过程中,共同筑造健康、和谐、友好美丽的地球村,未来将加快完善全球传染病防治标准,为各国的传染病防治提供参考,从而消灭传染病,减轻疾病负担,提高人民的健康水平和生活幸福感。传染病防治伴随着人类的发展史,西方国家的经济发展多以牺牲自然环境为代价,可能会给人类带来新的病原体,引发重大的疫情。因此,人类在不断追求高科技、智能化的同时,应当充分权衡发展与生存环境的关系,寻求其中最合适的平衡点。

千百年来,我国人民饱受传染病的威胁,生存最基本的前提——健康都不能完全得到保障。中国共产党领导人民在抗击疫情过程中,积累了宝贵经验,取得了重大成就,为其他国家抗击疫情提供了中国经验、中国方案、中国智慧。传染病防治体系是国家治理体系中的重要部分,为国家职能稳定运行提供了保障,为人民的健康生活保驾护航。

---

① 熊玮仪,李立明.传染病监测整合策略概述[J].中华流行病学杂志,2006(6):544-546.

第一章

我国卫生防疫工作的局部探索

第一节　新中国成立前疫疾的暴发流行严重

翻开中国历史的扉页，"传染病"三个字赫然在列。在上下五千年的华夏文明发展过程中，其深重的影响令人难以忽视。尤其是在中华人民共和国成立之前，政治局势波诡云谲，自然灾害和各种疫疾屡见不鲜。传染病呈现出频次高、种类多样、致死率高的态势，再加上政府和民众的应对能力弱，频繁的传染病暴发流行对国家的经济发展和人民的生命财产安全产生了相当大的影响和破坏。

一、传染病暴发流行特点

（一）疫情多发

传染病即由病原体引起的具有传染性的疾病，它的发生和发展与存在的环境密切相关，主要是自然环境和人类社会环境。自然环境，如气候、温湿度、被病原体污染过的尘土、水源、空气等可引发和促进传染病的流行；社会环境中与人类日常生活联系紧密的家庭牲畜或易接触的其他野外生物都可引起传染病的发生，人类所进行的社会活动又加大了它的传播力度和广度。在新中国成立之前，自然灾害叠加动荡的社会状况造成了疫病的爆发，且随后出现的腐败政治和军阀割据更进一步加剧了疫疾的流行。纵观近代南京国民政府时期，"自然灾害发生率高、造成的危害重大""且类型多变，牵连范围广、后续伤害大"。① 几乎每次大型的自然灾害发生后，随之而来的

---

① 夏明方.民国时期自然灾害与乡村社会[M].北京:中华书局,2000:36－39.

就是大规模的瘟疫,可谓"大灾之后,必有大疫"。且几乎每年就有一次重大疫疾的暴发,大多造成了惨重的伤亡,极大地阻碍了社会经济的发展(见表1-1),在中国近代史上已经"见怪不怪"了。

表1-1　南京国民政府期间重大疫情一览[①][②]

时间	主要疫型	受灾地区	死亡人数/万
1928	黄肿症	湖南会同	3
1931	鼠疫	陕西横山、安定及山西临县、兴县、宝德等地	2
1931	牛羊瘟	青海	20
1932	霍乱	陕、豫、皖、鄂、赣等19省	40~50
1936	黑热病	江苏	3
1940—1941	回归热病	湖北兴山、宝康	7
1946	霍乱	吉林、辽宁	1
1947	疟疾	湖南零陵	3
1947	鼠疫	东北三省、内蒙古东部	2

除了疫情严重外,南京国民政府对传染病的预防控制能力也非常有限,即使颁布了相关的法律法规,建立了分级防控机关,实际效果也有限。与同期其他发达国家相比,传染病病死率居高不下,如图1-1所示。

(二)疫病复杂

疫病种类杂,频率高、强度大是民国时期疫病流行的重要特征。对社会影响较为严重的疫病主要有:鼠疫、霍乱、天花、麻疹、水痘、伤寒、痢疾、疟疾等。其中以鼠疫和霍乱为首,这两种疫病持续时间长、流传地区广,甚至造成全国性的蔓延,引起众多人口病故,社会动荡。由于农村医疗卫生条件差,经济落后,在对患者的健康管理上,不仅时常缺医少药,知识水平低下的

---

① 余新忠,等.瘟疫下的社会拯救[M].北京:中国书店出版,2004:282.
② 邓云特.中国救荒史(第二辑)[M].上海:上海书店出版,1984:47.

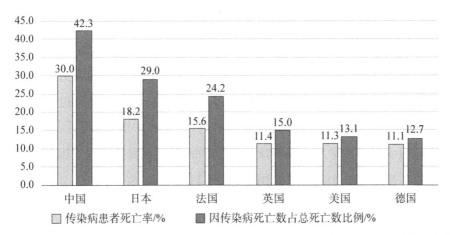

图 1-1　1930 年部分国家传染病患者死亡率及因传染病死亡人数占总死亡人数比例①

农民群众还普遍以为小的灾病挺挺就能过去,大的灾病就是神对他们的考验,实在疼痛难忍,就去找些毫无科学根据的土方来缓解不适,甚至求神拜佛以期化解劫数。在重大疫疾面前,人类的无知以及疫疾和健康管理的落后,加剧了农村医疗卫生状况的衰败,正如严仲达于 1927 年在《湖北西北的农村》的调查报告中叙述的那样:

> 病急无人医治。医者的门槛低到只要识字便可行医。有经验的医者也多以巫医为主,不能科学诊治疾病,靠算命和五行、八卦诓骗众人!民国八年发生的瘟症,日月累计,病死者不计其数,医者却不知何为,只能唯心主义的祈求神灵,赶走瘟疫。以阎王自有死亡名单来说服众人。②

（三）应对能力弱

传染病流行造成的最直接影响就是人员的死伤,与抓住了工业革命契机的同期发达国家相比,近代中国医疗卫生实力的落后已经是铁板钉钉的

---

① 新生活运动促进会[J].新运导报,1937(2).为符合现代传染病学统计方式,笔者对统计数据的表述方式作了调整。

② 严仲达.湖北西北的农村[J].东方杂志,1927,24(16):45.

事实。早在 20 世纪伊始,来自日本的东洋史学家桑原鹭藏在谈及中国面对疫疾的反应时,直截了当地指出:"中国的群众普遍卫生素养低下,所以当面临疫情时,扩散延展已是常事。"为求真实,他还利用港英政府官方发布的调查报告来佐证,称"中国的普通群众因疫疾死亡的,其发生率超过欧洲国家五倍有余。世界各国人民的疫病病死率,以中国和印度为首"。[1] 此时期中国医疗卫生整体水平和人民健康状况低下的直接原因是近代中国综合实力的没落。据 1925—1926 年(民国 13 年至 14 年)"我国 41 处之 4 216 户农家一年内之生产死亡自然增加率指数"的调查结果所示,每千人中因疫病死亡的人口最低约为 6 人,最高约 65 人,平均约 28 人。[2] 这与同期其他发达国家低于千分之十五的病死率相比,高出了将近一倍。

二、传染病暴发流行的原因

(一)医疗卫生机关和防治药物紧缺

医疗卫生机关和防治药物是传染病预防和治理过程中必不可少的设置,也是传染病防控治理斗争中的重要一环。当时中国的大多数地区都存在医疗卫生机关和防治药物紧缺的问题,此类问题又直接导致人民群众出现了看病难、治病更难的境况。20 世纪早期,在甘肃境辖区的庆阳县之中,仅设立有 1 个公立的医疗场所,配备的医务人员一共只有 11 个人,病床数也只有寥寥的 10 张,用来诊治的医疗设施和器材非常的陈旧和老化。一些小的镇区则以私人开的药店为主,他们只负责卖药,替人诊治的医者成为当时的稀罕之物。对于那些面积广袤、经济和自然环境更为恶劣的农村地区,只有极少数的所谓"赤脚医生""花儿匠"(即种牛痘者)游走于乡野村间,医疗卫生机构和西医药对于乡民来说更是闻所未闻、见所未见,当地乡民的疾病医治只能依靠民间一些常用的药草。[3] 延安作为中共中央所在地,当时的医疗卫生状况和其他地区也大致相当。1937 年初,中共中央驻扎于延

---

① 桑原鹭藏(何孝怡识).中国人口问题[J].东方杂志,1928,25(1):81.
② 乔启明.中国乡村人口问题之研究[J].金陵大学农林科农林丛刊,1928,25(21):17.
③ 陕西省地方志编纂委员会.陕西省志.卫生志(第 72 卷)[M].西安:陕西人民出版社,1996:77.

安,当时延安市区里的医药卫生机构屈指可数,民众有医疗卫生需要的时候,只能依靠少数以经验见长的中医。1938 年兴建的中央总卫生处也只配备了医生、护士和司药各一名。所谓的"小病养,大病抗,重病等着见阎王"就是边区疫病患者的真实写照。以至于"当时周恩来同志因落马摔伤了左边的胳膊,明明是处置及时,就恢复极快的小问题,但是由于延安医疗水平的落后而不得不转移到苏联而白白耽误了最佳的治疗时间,落得左侧肢体功能障碍"。① 在疾病治疗过程中必不可少的医药物品的供给上,受制于高昂的药物价格和国民党的层层封锁。据傅连暲同志回忆,有一次,红军费尽周折从敌人占领的地区搞到一瓶助眠药物,特地委派专人送于他保管。当时周恩来还专门作了指示,任何人都不能够无理由地使用,就是毛主席,也只能在毫无办法的时候才能动用它。他将这来之不易的药品视为珍宝,只有在关键时刻,才敢给毛主席让他能睡个好觉。②

（二）频次极高的自然灾害

陕甘宁边区地处盆地,土质多为黄土层,气候干燥,降水量难以满足群众的生存和发展需要,以至于"五年一小旱,十年一大旱"。"在 1923 年后的两年之中,边区就有 19 个县经历了旱灾;1928 年后的两年之间,边区的冬县又遭重创;到 1931 年,陕北四县保安、靖边等粮食产出约等于零竟长达七年之久。"③

洪涝也是边区的劲敌。据 1942 年《解放日报》报道,安塞和延安在历经洪水侵袭之后,安塞县全部耕地作物被洪水毁坏,山下群居区域也深受其害,累及的房舍、田地更是不可计数。地势低洼的青化砭镇都形成了内涝。④ 据边区民政厅送呈的《灾情报告》中记载,8 月底的晚上,延安雷声隆隆、突降暴雨,从而山洪暴发,良田变废田,人员和财物损失惨重。

边区常见的自然灾害以旱灾、水灾及冰雹为主,其他的自然灾害,如冰

---

① 钟兆云,王盛泽.毛泽东信任的医生傅连暲[M].北京:中国青年出版社,2006:138.

② 同上。

③ 陕甘宁边区财政经济史编写组.抗日战争时期陕甘宁边区财政经济史料摘编(第 9 编)[M].西安:陕西人民出版社,1981:264.

④ 延安县各区长分区视察灾情[N].解放日报,1942 - 8 - 10.

霜、害虫和狂风等,都对群众的日常生产生活构成了严重的威胁。这些频发且多样的自然灾害降低了人民的生活质量,也对当时的社会生产和发展产生了巨大的负面影响。

（三）人口迁移和流动性增加

人口的流动迁徙增加变化也是影响抗战时期边区疫病流行的原因之一。[①] 抗日战争时期,边区由于其地理位置的得天独厚,成了抗日战争的战略支点和重要堡垒。[②] 由于抗战和边区政府建设的需要等原因,中共中央还大力号召有识之士和有志青年投入革命根据地的建设中来,因此人口的流动迁徙成为常态。大批国统区、沦陷区的知识青年分子、海外华侨都纷纷响应,远赴边区来参加革命。据当时的不完全统计,在抗战爆发前后,约有600人前往延安工作和学习;通过八路军驻各地办事处介绍前往延安的人数以千计。在抗日军政大学举办的培训班,外来的知识青年占学员总人数的绝大部分。[③] 与此同时,因为政局动荡,民众四处逃生,为了生存和发展的需要,四面八方的民众纷纷涌入各个边区根据地。根据历史数据统计可知,1937—1940年这四年间边区共接受移民170 172人,平均每年移民42 543人。1942年,一篇名为《安塞人口增加 卫生工作急需注意》的报道发表于《解放日报》。该报道也佐证了随着边区经济的发展,人民群众的生活质量得以提高,吸引了大量移民、难民的到来,因此出现了人口激增的态势。[④] 这些大范围、大数量的人口迁徙虽然促进了边区的农牧业生产,但也让疫病搭上了快车,疾患蔓延,疫情四散。

（四）人民的卫生理念低下

经济的落后和自然环境恶劣,加之民众受教育程度低,卫生理念低下,也是造成抗战时期疫疾蔓延的重要因素。在陕甘宁边区,民众的卫生理念低下主要体现在以下几方面。①缺乏基础的医疗卫生常识,比如,皮肤发生

---

① 张荣杰.抗战时期晋绥边区的全民防疫[J].党的文献,2021(2):104-109.
② 段少君.太行区土改中各阶层舆论问题研究(1942—1949)[M].太原:山西大学出版社,2017.
③ 田越英,彭学涛.抗大总校和抗大二分校在陈庄[J].军事历史,2021(2):55-59.
④ 佚名.安塞人口增加 卫生工作急需注意[J].解放日报,1942(2).

了破损,他们不会消毒和上药,只是简单地抹一点灰来掩盖伤口,以至感染和流脓,甚至危及生命。②由于边区干旱,水资源变成了宝贵的财富。民众日常的洗脸、刷牙用水无法满足,他们的衣物、被盖几乎不进行清洗,洗澡更是难得一遇,个人卫生极差。③不注意食品安全,认为"不干不净,吃了没病"。④"居所条件差,土房子和窑洞是当时群众普遍安身的住所,因为设置不合理加上人和畜同居,不经常开门换气导致空气不流通。以至于牲畜和人都易患病,且相互传染、求药无门,致使更为严重的后果产生。"①⑤群众日常生活用水的来源差,且随意将生活污水排放至饮用水流。②

（五）历史遗留问题严重

其实,在革命根据地建立之前,类型不一的传染病就在各边区和乡镇散发,极差的医疗和卫生条件又加重了传染病的流行。抗日战争全面爆发后,由于战争因素的介入,恶性疟疾、急性肠道传染病、霍乱、麻疹等传染病都先后肆虐于边区,对边区人民群众的生命安全造成巨大的伤害。③有些疫情严重的县,病患人数甚至可以达到全县人口的40%,一整户一整户患者病倒成了常态。④

近代中国农村人口的高死亡率,特别是较多的"逾格死亡"⑤加重了民国时期国力落后、医疗卫生资源稀缺、人民生活水平低下的状况,成为制约经济发展、人口储备的重要原因。

第二节　土地革命时期的医疗卫生概况

土地革命战争又称"第二次国内革命战争",时间主要是从1927年蒋介

---

① 李庸.目前防止传染病在边区流行问题[N].新中华报,1941-04-27.

② 魏彩苹.从民生视角看抗战时期陕甘宁边区的医疗卫生事业[J].内江师范学院学报,2011,26(05):69-71.

③ 王元周.抗战时期根据地的疫病流行与群众医疗卫生工作的展开[J].抗日战争研究,2009(01):59-76.

④ 同上。

⑤ "逾格死亡"为民国学者李廷安的提法,即"不应死而死之人口",由公共卫生不发达而造成。

石、汪精卫发动反革命政变开始,到 1937 年抗日战争爆发为止。在这个时期,中国共产党领导了 100 多次声势浩大的武装起义,范围遍布了 14 省 140 多县(市),参加起义的工农群众和革命士兵有数百万人。[①] 起义者们高举土地革命和武装斗争的旗帜,在这片黄土地上发出呐喊,予以国民党有力的回击。而在革命活动中保全下来的武装队伍,就成为后来深受群众拥护的中国工农红军,这也为中国共产党和人民武装的发展壮大奠定了坚实的群众基础。

中国共产党自成立起就高度重视人民健康和医疗卫生事业,并通过颁布各项条规和法令来对医疗卫生工作进行细化。早在 1922 年 7 月,中共二大通过党的纲领,其中第七项明确提出了保护劳动者健康及福利的要求。1927 年南昌起义后,党陆续创办红色医院、做出防病大于治病的制度安排、建立各级医疗卫生管理机构、宣传卫生知识、创办军医学校培养医务人员等,在条件极其艰苦的情况下,努力发展医疗卫生健康事业。这个时期,党把卫生工作作为争取民族独立和人民解放的重要内容。与此同时,我国的卫生防疫相关的管理制度也开始出现。多个传染病防治相关的法律和法规陆续颁行,开启了我国疫疾防治的法规发展历程。相关法律和法规制度的建立和完善,促进了我国公共卫生事业的发展,这对疫情的防治和国民身体素质的提升起到了积极的导向作用。

中国共产党在领导人民进行革命战争的同时,也时刻关心着人民群众的卫生健康问题,并为此采取了很多相对应的措施。由于土地革命时期的苏区医疗卫生条件差,人民群众看病难,饱受传染病的困扰,红军在根据地内建设医疗卫生体系的过程中,规定群众可以免费就医,一定程度上解决了看病难这一问题。闽西永定县于 1930 年 2 月召开的工农兵代表大会上作出决议:"各区设立公共看病所一个或两个以上,由区政府聘请公共医生,不收取看病者的医费。"[②]因为收效良好,群众呼声高,其他边区的政务机关也

---

① 郭谦贵.毛泽东在桂东开展第一次全县分田运动[J].湘潮(下半月),2015(7).
② 中央档案馆,福建省档案馆.福建革命历史文件汇集(1927—1930)[M].内部发行,1985.

纷纷建设公共医疗卫生场所。"苏维埃政府将其进行全区推广,并且在闽西第一次工农兵代表大会上通过决议:'各区乡政府要设立公共看病所,由政府聘请公共医生,不收医费。'"①这使得过去那些看不起病、靠硬撑和迷信活动来寻求庇佑的乡民也有了正规的诊疗渠道,基本保障了人民群众的健康需求。

预防先行是根据地针对当时现存的医疗卫生实力采取的重要手段。"早在 1932 年,陈志潜作为当时我国的公卫专家,就在定县建立了第一个农村卫生实验区"②,该实验室作为我国近代在医学道路上探索首设的乡村地区的卫生理念和科学教育的试验机关,积极影响了该地区的医、教水平。且在此之后,立足于乡村医、教的机构便铺展开来,其中比较具有典型意义的有湖南省立农民教育馆开展的卫生教育、清洁环境等工作,江西武进县农村改进委员会开展的传染病预防工作。这些工作开展得有声有色,传染病防治教育取得了良好效果。③

同时,红军还在进驻过程中紧密联系当地群众,开展别开生面的卫生、防疫活动,如举办卫生知识大赛、悬挂科学标语等。如"20 世纪 30 年代末,闽浙赣苏维埃政府还组织工农剧团演出,宣传卫生知识,剧情十分简单,十几分钟就演完了,但对群众的教育意义却是深刻的"。④ 有些地区的苏维埃政府还针对弱势群体开设专院,给予专门的照顾,如"闽西政府提出了组建残废院来安置大量老弱病残群众,并做出规定:凡因残废生活不能自理的孤苦人员,不计较年龄和性别,不过问地区和设限,一律可入内疗养"。⑤

各级苏维埃政府对群众就医权利的保障以及广泛开展卫生防疫运动,将普及卫生常识作为一项中心工作来落实执行,逐渐改变了苏区人民群众不健康的卫生习惯与生活方式,增强了人民的体质,体现了苏维埃政府对群众卫生需求的关切、以人为本的宗旨与高效的组织动员能力,同时也密切了

① 江西省档案馆,等. 中央革命根据地史料选编(下)[M]. 南昌:江西人民出版社,1982.
② 科学家传记大辞典编辑组. 中国现代科学家传记(第 6 集). [M]. 北京:科学出版社,1994.
③ 章元善,许仕廉. 乡村建设实验(第 2 集)[M]. 北京:中华书局,1935.
④ 中共浙江省委党史研究室. 闽浙皖赣革命根据地(下)[M]. 北京:中共党史出版社,1991.
⑤ 刘善玖,钟继润. 中央苏区卫生工作史料汇编(第 1 册)[M]. 北京:解放军出版社,2012.

军民关系,形成了军民之间的良性互动。

在党进行革命根据地的建设时期,卫生防疫运动的开展和卫生政策法规的建设具有明显的革新性和时效性。同时,卫生政策法规的制定也推进了以普通民众为主的卫生防疫事业的正向发展。中国共产党在领导农村包围城市的新民主主义革命道路上,受制于根据地设置时具体的经济情况、当地民众对现下革命的认知和我军所处的具体环境等因素,在进行各方力量协调的过程和各项事务的安排中,巧立制度,积极发动当地群众,在区域内开展群众运动时又宣传了科学正确的思想理念,卫生制度的建设既在革命战争中诞生,又满足现下民众的健康所需。在某种意义上说,二者的中心思想是完全相同的,紧紧围绕着依靠群众、发动群众、从群众中来、到群众中去等理念,并将其作为当时卫生和疫疾防治工作铺陈施行的核心。二者相辅相成、互为因果。这是党全心全意为人民服务的具体体现,也是在革命战争年代,广大人民群众衷心拥护中国共产党的原因所在。有了人民群众的鼎力相助,卫生防疫工作开展得如火如荼,人民群众的健康管理能力也得到了显著提升。

第三节　中央苏区卫生防疫工作开展情况

在国共合作的计划失败之后,国民党擅自撕毁合约、肆意屠杀共产党人,以中国共产党为首的红军队伍改变策略,从城市转移到农村,深入祖国的乡野田间,将江西瑞金作为中央革命根据地的指导核心。在1931年末,召开了中华工农兵苏维埃第一次全国代表大会,在这之后,中国共产党带领群众在苏区开展的疫病防控工作开始了新的征程。

中华苏维埃共和国临时中央政府的成立标志着苏区民众的卫生防疫工作更上一个台阶。临时中央政府成立伊始,便建立了卫生管理局和各级健康保障机关。各级健康保障机关的职责主要包括预防和治疗传染病、管理公共清洁卫生、对卫生医疗行业及其从业人员进行考核与监管。① 对于军队人员的健康管理,临时中央政府专门设置了军医处,全面负责红军的医疗卫生工作。贺诚同志身兼军医处首任处长和苏维埃临时中央政府内务人民委员部卫生管理局局长两职。"卫生管理局和中央革命军事委员会军医处共同构成了比较完备的苏区中央卫生行政管理体系。"② 层级分明、设置合理的医疗卫生机构的陆续建成对苏区的传染病防治工作起到了积极的促进作用,还促进了各种卫生运动的兴起。为了更好地领导、管理卫生事业的发展,中央苏区还在各级单位设置了卫生科③,使得苏区传染病的防控工作不仅有专业工作人员的主持,而且充分调动了群众的热情,此后,又大力构建中国共产党领导的不同类别、不同等级的卫生机构,最大程度地满足革命的需要、保障人民的生命健康安全。

　　为推进疫病治理和军民健康管理工作,中央防疫委员会于1934年正式设立,下设总务、宣讲、疗养、隔离等多个部门,主要由中央的一级机关各自派遣一个同志作为代表构成。该机构致力于苏区疫疾防治事务的领导工作。在极其艰苦的条件下,中国共产党仍克服各种困难,建立了服务于军民的各级联合的卫生机关,这既是党的初心与使命,也是中国共产党与其他党派本质上的不同之处。

一、培养专业的医疗卫生人员

　　在最初的军队伤员的救护中,医疗救护工作主要依靠国民党内负责相关工作的被感化的战俘。由于医疗、救护工作量的增加,已不能满足当时军队救护的需要,培养医疗卫生人员便成了当务之急。于是,在疫病防治体系建设的过程中,如何在国民党的层层"围剿"之下,建立起专业、高效的医护团队是摆在我党面前的重大难题。依托中央革命军事委员会军医处,20世

---

　　① 江西省档案馆,中央江西省委党校党史教研室.中央革命根据地史料选编(下)[M].南昌:江西人民出版社,1982:170.

　　② 同上,第94页。

　　③ 邓铁涛.中国防疫史[M].南宁:广西科学技术出版社,2006.

纪 30 年代末,红军军医学校经过中央革命军事委员会审批后应运而生,1931 年年底就启动了招生工作。1932 年初,朱德、叶剑英、王稼祥等人出席了该校的开学典礼,显示了时任党中央领导人对红军军医学校的重视。毛泽东主席还为此做出了"培养政治坚定、技术优良的红色医生"的批示。[①]次年 5 月,中国工农红军军医学校正式更名为中国工农红军卫生学校,8月,该校从茶岭整体搬迁到了瑞金。此后,红军卫生学校和红色医务学校并校,称为红色卫生学校。红色卫生学校是《红色卫生》杂志的著编院校,指导红军的医疗卫生工作,中央红色医院是其附属医院。因为中央政府对医疗卫生事业的高度重视,苏区的卫生教育工作成就显著。随着一批批专业精通、踏实肯干的医疗卫生工作者进入苏区的各级卫生机构中,苏区面临的卫生人员严重不足的难题也迎刃而解。

科研是人类探索未知、追求真理的必经之路。在进行医学人才培养的同时,苏区政府也将卫生方面的科学研究工作提上了日程。1933 年,中华苏维埃共和国卫生研究会正式成立,并发表了《发起组织卫生研究会征求会员宣言》,颁布了《卫生研究会简章》[②]。卫生研究会由医学、卫生和药学 3 个小组构成。卫生研究会不仅提高了苏区卫生工作人员的医学知识水平、技术水平、工作效率,还为苏区的卫生医药事业发展提供了一定程度的保障。

二、制定相应的传染病防治规范

"1932 年,江西富田作为当时的疫灾爆发区,一天染疫死亡人数可高达 60 人。"[③]为降低死亡率、缩小疫情对人民生活和生产的影响,1932 年 1 月 12 日,临时中央政府人民委员会第四次常务会专门就疫情防控问题进行深入的讨论,做出了"举行全苏区防疫卫生运动"的决定,"并由军委会下设的军医处制定具体方法和措施"[④],为群众医疗卫生提供保障。1 月 13 日,中

---

① 王冠良. 中国人民解放军军医教育史[M]. 北京:军事医学科学出版社,2001:9 - 10.
② 《卫生研究会简章》共 13 条,其宗旨为"研究卫生医药等学术,提高红色卫生人员技术,保障工农劳苦大众及红色战士的健康"。
③ 项英. 大家起来做防疫的卫生运动[N]. 红色中华,1932 - 1 - 13.
④ 罗惠兰. 中华苏维埃共和国卫生防疫保障成效之考察[J]. 中共南昌市委党校学报,2006(6):20 - 24.

华苏维埃共和国政府的机关报《红色中华》发表了专题社论①,认为在苏区政府领导下开展的系列防疫活动,在维持民众和红军健康体魄的同时,也为革命工作的开展留存了坚实的力量。3月份,《苏维埃区暂行防疫条例》正式颁布,因为疫情防控的需要,各级政府机关必须严格遵守、照章办事,领导民众开展疫疾防控工作。

1932年颁布的《苏维埃暂行防疫条例》和《防疫简则》等准则②,对疫病应对的防控工作做了翔实而科学的规定。大概内容涉及疫病的报告制度、传染源的隔离制度、传染途径的预防制度、人工免疫制度和辅助检查制度。《苏维埃区暂行防疫条例》的颁布和实施,对于苏区人民预防和控制疫病,保护苏区人民生命健康具有重要作用,在中国共产党领导人民开展卫生防疫工作上留下了浓墨重彩的华章。1932年,《红色中华》第九期发表《我们要怎样来预防瘟疫》,提请"大家注意公共卫生,私人注意卫生,防阻细菌传染,保障健康身体",并介绍了具体的防疫办法。1933年末,由中央革命军事委员会颁布的《暂定传染病预防条例》,增加了违背条例的处置内容,明确了流行疫病应该进行的报告、消毒、隔离、检疫等制度。

疫情防控的主要目的是避免更多人被感染,这不仅关系到国民的生存,还影响政权的稳定。在近代的中国历史中,疫情暴发流行的影响深远。苏区群众在政府的指导带动下,整合科学的防疫措施,积累了有效的防疫经验,进行了一系列的卫生防疫运动。③ 临时政府特定每月的1号、15号为卫生运动日。为使爱干净、讲卫生的风气流传开来并持续保持,无论男女老少、职位高低,民众和军职人员都要响应卫生防疫组的号召,进行街道、村庄等地的卫生清扫活动。除了进行室内外的清扫活动之外,还要互相督促,做好个人清洁卫生。

---

① 富田一带可怕的传染病发生[N].红色中华,1932-1-13.

② 陈松友,刘辉.20世纪30年代苏区的疫病流行及其防治[J].甘肃社会科学,2010(1):223-226.

③ 赣南医学院苏区卫生研究中心.中央苏区卫生工作史料汇编(第1册)[M].北京:解放军出版社,2012:291.

苏区党和政府采取的措施和方法收效显著。在短短的一年之间,不管是红军军队中还是社会普遍流行的各类传染病发病率都大幅度下降。据统计,闽浙赣苏区由于 1932 年进行常态化的清洁卫生活动,疾病发生率比1931 年减少了百分之九十。[①]

抗疫的战斗,不只是与病毒的战斗,而且是关乎人心所向的战斗。如果失败了,不仅人民的生命受到威胁,人口锐减,还会累及社会经济生产力,导致民不聊生,社会撕裂,国家动荡。历史一再证明,要办好中国的事情,关键在党,在人民。中国共产党在领导苏区军民进行疫病防治的实践过程中,形成了"预防先行"的科学防疫理念,并为今后的疫病防治提供了借鉴。颁布的系列疫病防治的条例、规范,使防疫工作有法可依,促进了军民身体素质的提高,从上至下的医疗卫生机构的建立也大大提高了传染病防控的效率。无论从防疫理念上还是在防疫实践中,党和中央临时政府都为保障苏区群众的生命健康,领导人民与疫病进行了坚决斗争,取得了重大成就。

第四节　抗战时期陕甘宁边区卫生防疫工作开展情况

陕甘宁边区深处内陆,因其重要的政治、军事地位深受国内外军民的关注,它不仅是中国共产党施政试行的专区,也是疫病防控的中央指挥点。为解决疫病肆虐的问题,中国共产党领导边区人民进行了艰苦卓绝的疫病防控战,形成的决策、法制和丰富的经验不仅大大降低了边区人民的病死率,增强了边区人民的体魄,提升了边区人民的生活质量,也为其他抗日根据地开展卫生防疫工作提供了具体借鉴,促进了医疗卫生事业的发展。

一、成立疫情防控机构,指导救治事宜

20 世纪 30 年代,边区疫情防控机构的建立和完善,进一步促进了疫病

---

① 唐国平. 中央苏区群众性卫生防疫工作探论[J]. 求索,2008(5):220 - 222.

的防治工作,强化了疫疾防控任务的统筹安排。边区医院的成立保障了军民的生命安全。边区民政厅设置的第四科,其作用相当于如今的妇幼保健院,专门为妇女儿童保驾护航。延安负责疫情防控最大的机构是延安防疫委员会,该机构的主要工作内容涉及延安市及周边县镇内的疫疾防控工作。为细化防疫工作,落实防疫政策,延安防疫委员会还根据局域和工作单位的大小,分别在下设立了防疫的分会。

二、确立了卫生工作的基本方针

为了防止传染病的暴发流行,朱德总司令广发"英雄帖",[1]在《卫生人员动员实施补充办法》中要求广大卫生人员积极投身至传染病防治和军队医疗救护的工作中来,集思广益,坚决同疫病斗争到底,力求做到人员充足,经济实力增强,一举打倒万恶的侵略者。边区党和政府为深刻践行疫病的阻击工作,把为人民服务落到实处,确立了"预防工作大于一切治疗工作""中西合璧、共克时艰"和"人民至上"的三大正确防疫方针。[2]

（一）"预防工作大于一切治疗工作"

"预防工作大于一切治疗工作"的防疫方针是当时边区疫疾防控的新锐思想。在该方针的指导下,党和政府发出了"预防重于治疗"的号召,并在医疗卫生工作的报告中多次提及"倚重治疗,看轻预防"是不正确的思想理念。疾病的预防工作重于泰山。政府将疫病的预防工作提上工作议程来抓。

1944年发表于《解放日报》的一篇文章[3]强调医务人员和群众干部都要整理思想,践行预防为主的重要方针,在与当地群众打成一片、全身心融入群众工作时,要大力宣扬预防为主的方针政策,对深化传染病防控的认知起到了十分积极的导向作用。

（二）"中西合璧,共克时艰"

"中西合璧,共克时艰"的防疫方针主要是针对当时存在的中西医之争

---

①　开展全边区卫生运动的三个基本问题[N].解放日报,1944-7-10.
②　王楠.抗战时期陕甘宁边区疫病防治工作的研究[D].长春:吉林大学博士论文,2019.
③　马豫章.延安市半年来的群众卫生工作[N].解放日报,1944-8-13.

提出来的。中西医之间的斗争,往往是口水之争、意气之争,完全违背了我国流传已久的"和而不同、美美与共"的大国思想。中西医如果执意坚持分出个高下,结果必然是两败俱伤,因为这种无意义的争执会耗费大量精力,减缓科学研究的脚步。1929 年,在国民政府第一届中央卫生委员会会议上,著名西医代表余云岫[①]提出了废除旧医生,全面发展新的医药事业的主张,鄙视旧医学,将旧医学与擅长玩弄牛鬼蛇神的巫医、神婆相提并论。这种不正确的理念愈演愈烈,受此影响,边区也掀起了一股抵制中医的浪潮。毛主席知晓此事后,指出:

> 我们边区政府的副主席李鼎铭同志是中医,还有些人学的是西医,这两种医生历来就不大讲统一战线。我们大家来研究一下,到底要不要讲统一战线?我不懂中医,也不懂西医,不管是中医还是西医,作用都是要治好病。治不好病还有医术问题,不能因为治不好病就不赞成中医或者不赞成西医。能把娃娃养大,把生病的人治好,中医我们要奖励,西医我们也要奖励。我们提出这样的口号:这两种医生要合作。[②]

毛主席提出了"中西医相结合"的医疗防疫方针,因为中医与现代西医是两种截然不同的医疗体系,在传染病的命名方面存在着不少原则性的差别。西医命名的特点是重菌毒、重病灶,中医命名的特点则重病状、重性理。这是中西医在诊断上的主要差异,也是中西医病名难以统一的重要原因。因此,在传染病防治的工作中,要求广大医务工作者,无论中医、西医,都要发挥诊疗治病的作用,并肩战斗。同时,《新中华报》在《从速开展边区卫生工作》一文中也号召边区中医医务工作者进行科学的知识教育培训。在边区的第二届参政会议之上,《关于开展群众卫生医药工作的决议》的出台又一次着重强调了中西医团结协作、共同进步的必要。

---

① 余云岫. 医学科学之真谛[J]. 中华医学杂志,1934(4).
② 中共中央文献研究室. 毛泽东文集(第 3 卷)[M]. 北京:人民出版社,1996:154.

（三）"人民至上"

"人民至上"的防疫方针深刻体现了党的力量源泉来自人民群众。群众路线是党的生命线，也是共产党的优良传统和政治优势。党凝聚各方力量，团结带领广大干部群众携手共进。传染病防治工作也要严格坚持贯彻为人民服务的宗旨，认真倾听人民群众的诉求，主动地深入疫区去了解最真实的情况、最真实的矛盾、最真实的问题，做好群众工作。切实确保疫情防控工作的落实，确保群众问题有人管，始终坚持群众的利益至高无上等原则。随着群众的思想理念和思维方式的不断改变，对防疫工作者提出了新的标准、新的要求。1939 年初期，陕甘宁边区第一届参议会通过了"建立边区卫生工作，保障人民健康的提议案"①，严格监督边区党和政府将疫疾阻击的工作落实到每一个边区人民身体健康上，把群众工作落实到与群众切身利益相关的各项事务上。中央领导也多次倡导向优秀的医务工作者和业绩突出的医疗卫生服务单位看齐，学习其优秀事迹，树立先进人物形象，以阐明我党坚持群众路线、面向广大群众服务的决心和毅力，并要求医务工作者下到广袤的乡村，真正地去为民众排忧解难，医疗卫生单位在治病救人的基础之上，还要承担起培育优秀医务工作者的重大任务。

三、进行计划免疫

提高机体对病原菌和病毒的免疫能力，最重要的措施就是实施疫苗的接种，提高机体对传染病的耐受力。边区政府卫生部发布的《省市种痘传习所章程》明确设立了种痘传习所，附设于省市卫生处或者公私立医院。在儿童接种的具体工作中，一种是以走街串巷、深入乡镇、村社为主，另一种则在固定地点，如医院或者交通往来便利的地方设置接种机构。20 世纪 40 年代初期，延安县出现了幼儿的集中死亡，经走访调查，天花是最主要的致死因素。边区政府迅速反应，责令民政厅快速委派医务人员携带痘

---

① 魏彩苹. 从民生视角看抗战时期陕甘宁边区的医疗卫生事业[J]. 内江师范学院学报，2011，26（05）：69 - 71.

苗前往施种,打防疫针的群众超过1 000人。① 除了人以外,牲畜的免疫接种工作也举足轻重。20世纪40年代,边区成功研制出了针对当时致死率高的牛瘟病毒的防控疫苗,不仅表明了牲畜的免疫工作正在不断前进,也大大鼓舞了当时因牲畜感染疫病致穷的农民群体。边区政府卫生处组织专业的工作人员,专门下到乡村去给群众和牲畜注射疫苗,建立免疫屏障。"据不完全的统计,在1942年专门下乡的注射工作中,共计注射了230余次伤寒和霍乱疫苗,牛痘接种3 300余人。"②根据免疫规划投入成本和产出效益测算,对我国人、畜传染病进行疫苗的接种可以有效地减少疾病带来的经济负担,产生显著的经济效益。从全社会的角度来看,对儿童、其他高危人群或牲畜开展传染病疫苗的接种,成本效益更为明显,可以使全边区群众从中受益。

四、强化多渠道、多病种预警

为了对当时流行的传染病进行预警、上报,边区政府结合传染病种的特点分门别类,做了进一步的规范。如把当时传染力、致死率高的天花、霍乱和鼠疫列为一级传染病。一旦确诊,必须严格控制好传染源,做好消毒、隔离工作,并要求相关人员在一天之内利用电话或者电报上报组织,由组织布置做好相关宣传、防控工作。又把流行性脑脊髓膜炎、伤寒及副伤寒、猩红热、回归热、斑疹伤寒、赤痢、白喉列为二级传染病。一旦确诊,必须以周为界,对病情和并发情况做好汇报和记录,并加大对周边区县、乡镇的防治科普工作,做到按部就班、有条不紊地应对传染病的肆虐。1942年5月,边区防疫委员会通过了《预防管理传染病条例》,③要求在边区防疫委员确诊后,立即采取行动,阻断疫区对外交通,做好传染病的防控工作。同年8月,边区政府又对疫情防控的具体工作做了更为明确和细致的要求,并进行了通

---

①　陕甘宁边区财政经济史编写组,陕西省档案馆.陕甘宁边区政府文件选编(第2辑)[M].西安:陕西人民出版社,1987.

②　内蒙古一带鼠疫蔓延总卫生部防止延及边区中央门诊部接种牛痘[N].解放日报,1942(4).

③　为规定处置急性发热病人办法的通知[N].解放日报,1942-8-14.

告。①不能滥用泻药等通便的药物,因为一旦患者是伤寒,就会加重患者的症状,出现更为严重的后果。如是肠子穿孔或是肠子的出血等病症,可保守先用盐水,对患者进行灌肠处理来缓解患者大便难解或者大便干燥的情况。②有明显症状的患者,应立即进行对症用药和治疗,为防止出现反复,要进一步进行系统全面的检查。③如果是症状严重的病人,比如体温增高、浑身皮疹、头痛欲裂等,应当立即采取措施,对病人进行隔离,不能让他回家居住,也不能让他随意走动,就是在治病的医院内都不行。在做好消毒工作的前提下,特别是对病人的分泌物和排泄物进行消毒之后,还要注重患者的休息和饮食,做好生命体征的检测。对严重发热的患者(超过 39.5 度),每隔几小时就要进行体温、脉搏等的检测,高热患者可能造成严重并发症,该进行物理降温就进行物理降温。④对已经超过 3 天的高热患者,要马上送到更高级别的医疗机构进行诊治,如当时的中央医院或和平医院,不要拖延,以免贻误时机,给患者的生命安全造成威胁。①

对多种传染病进行规范化的早期干预,不仅把传染病的进一步传染和暴发扼杀到摇篮里,大大保障了边区群众的生命健康安全,还给医疗机构和防疫场所减轻了各种负担。

五、控制传染病源

一旦发现传染病的苗头,对传染病源做出科学、迅速的处理和掌控是边区政府和边区防疫委员会工作内容的核心。

在 1941 年 3 月边区政府发布的《陕甘宁民政厅布告》中,对传染源的处置做出了告示:对传染病患者所产生的大便和小便、咳出来的痰液和口水等不能随便乱处置,也不能不处置,可以集中地点,进行挖坑深埋;对确诊为传染病的患者,要将其与健康人群分离开来,不能睡在同一个窑洞里,要和健康人群保持距离,对于传染病人的饮食更要注意,不能使用公用的碗筷,私人的碗筷餐具也要在做好清洁之后丢到沸水里煮一段时间;针对传染病暴

---

① 陕西省地方志编纂委员会. 陕西省志・卫生志(第 72 卷)[M]. 西安:陕西人民出版社,1996.

发的区域,要求本村镇或者县上的人不与有疫情的村镇往来,有些必须进行的贸易和合作也要等疫情平息,至少三周才开始人员流通;与此同时,边区政府为了更好地防控疫情,把握周边区县传染病的发生和发展情况,派遣专业的工作队伍进行流行病的调查,做到早发现、早诊断、早治疗、早掌控。对待传染病工作,要知其然,更要知其所以然,在消灭传染病的同时,更要全面了解传染病,形成有效的传染病防治经验。

六、做好民众的科普教育工作

做好民众的科普教育工作,纸质传媒是优先之选。1938 年 4 月,《新中华报》设置了疫病防治的专栏。在边区防疫委员会的带领下,各大医院和专门负责传染病防控的医务人员积极参与到科学知识的撰写和传播中来。《解放日报》还增设了副刊进行传染病相关知识的宣传。当时的一些主流报纸还专门聘请了一些专业精通的学者、教授来编写预防和控制传染病知识的小册子,对当时流传较为广泛、危险系数高的疾病,进行系统的解读和应对。军委卫生部、中国医科大学等部门印制了《怎样预防流感》《部队卫生防疫手册》分发给民众和部队士兵。据不完全统计,仅传染病预防和控制专题的"军民手册",边区卫生处就印发了 2000 份。为了了解各界对传染病治疗和控制的反应,边区政府还专门设置了疫病防控专题信箱。

当时盛行的板报和墙报也成为提高军民对传染病认知的重要载体,因板报和墙报简单易行、操作起来方便,负责该板块的单位还专门派了工作人员去报刊机构学习取经,并成立了板报和墙报编委会,就板报和墙报的设置地点、出版内容做了有序的安排。一般来说,黑板报是三五天更刊,墙报是以 10 天或半月为期更新。

其次,边区政府工作人员经过实地勘探和采风,举行了一些别开生面的关于传染病防治和科学应对的庙会、竞赛和演讲项目,"例如,3 月中旬的子长娘娘庙会,4 月初的延安清凉山庙会,就把陕北盛行的娱乐形式秧歌与疫情防控的科普知识相结合,演练了与群众生活息息相关的'卫生歌''勤婆姨''治糠采（麻疹）'等宣传节目,受到了当地群众的一致好评。"①将传染病防控治理的知识点,进行有专题的演讲竞赛,也是当时宣传工作的一大内容。例如1939年,延安卫生人员俱乐部举办了防疫卫生演讲,就如何消灭我们的敌人——传染病,进行了慷慨激昂的演讲。1944年的春节期间,中央总卫生处组织演出了一些群众喜闻乐见的剧目,如"卫生秧歌"等。

边区政府还进行了树典型、领路人的系列活动,表彰先进人物和先进集体模范事迹。在发挥他们先进模范带头作用的基础上,进一步将传染病防控和治理工作落到实处。

七、塑造科学就医理念

塑造科学的就医理念,首先要开展的活动就是下架群众的旧思想、旧理念,植入科学的、先进的思想。为改变边区群众大病小病都求巫医的现状,边区政府可谓是多方协调、四处斡旋。从思想上,防疫委员会的工作人员指出巫医、神棍都是没有医学背景的散漫闲人,他们散布迷信,无中生有,瞎编乱造,是无用的;从事实上,医疗机构的专家、教授揭露和证明巫医、神棍故弄玄虚、胡乱治病,不仅浪费了患者的钱财,而且加重了患者的痛苦;从行政法规上,边区政府利用征税来限制求神作法所需要的器具。分层面、分系统地大力打击巫医、神婆等迷信守旧的做法让边区群众在摒弃封建糟粕的同时,知道为什么要大力打击这些落后无用的迷信思想和毫无益处的做法求神。"20世纪40年代,流行性耳下腺炎在陇东分区暴发流行,很多疫病感染者都不去当地的正规医院进行诊治,反而请所谓的阴阳先生去念念经、求求神,于是,20多个感染者因为耽误了救治时机,白白葬送了生命,就连'医术高明'的阴阳先生也染上了该病,最后还是陇东分区医院的大夫郭士俊等人对乡民和阴阳先生施救,才让众人从疾病中解脱。"②此类事件的发生,不仅保障了边区民众的生命安全,也从正面抨击了所谓的求神拜佛、念经做

---

① 边区妇联等机关在柳林区北沟利用庙会宣传卫生[N].解放日报,1945-5-5.
② 伯羊.卫生运动中的连环画[N].解放日报,1944-8-28.

法,让人民群众看到科学的进步,亲身感受到科学的益处,于是打心底里接受先进的、科学的卫生保健思想,让防控传染病的医疗保健活动成为边区军民的日常,更有利于传染病预防和控制工作的开展,降低传染病在边区的暴发流行概率。

1944年11月,边区文教大会正式通过了《关于开展群众卫生医药工作的决议》,[①]要让边区民众主动认识到巫医神婆的危害,同政府和医疗工作者站在一起,投身到让巫医神婆摒弃迷信思想,重新接受科学、先进的新思想的活动中来。为此,边区政府多次举办了反巫医神婆的活动,塑先进、讲事实,让民众充分意识到巫医神婆的危害,也让巫医神婆向先进人物学习,深刻反省自己的错误,不做有违社会太平之事,勿为有损群众利益之勾当,加入反巫医神婆、反谋财害命的改造活动中来。边区政府为了规范民间诊疗的行为,还将假借治病救人实则残害身体的不当行为列入刑法。这一系列措施的实施,严厉打击了巫医神婆的违法活动,使得传染病防控处置、就医治病的正确方法深入民心。

八、中西医联合

中医是中华民族立于世界民族之林的一张璀璨名片,也是经过历史验证遗留至今的文化瑰宝。边区政府在纠正重西医、轻中医的错误观念之后,也在推进中西医结合,让中西医共同服务于边区军民的身体健康。在传染病的预防和处置方面,中医的一些理念是完全科学且正确的。常言道:"上医治未病。""治未病"的思想在中医里说道已久,这也与西医里说的"预防先行"有异曲同工之处。中医里的"千人千方"和西医里的"对症下药"也有共通之处。但中医里还是存在一些落后思想,如何取其精华,去其糟粕,是中西医结合用于传染病预防和控制工作的一大难点。

边区政府为增进中西医之间的互相理解,使西医更客观地认识中医,中

---

① 王元周.抗战时期根据地的疫病流行与群众医疗卫生工作的展开[J].抗日战争研究,2009(1):59-76.

医更全面地理解西医,着手组织了中医和西医联动探讨系列活动,即发动当时的中医团体多去了解西医,接受新理念、新思想,学习新业务、新手段,共同为边区军民的传染病防控工作添砖加瓦。1940年6月,中医药如何科学地发展这一命题被摆在当时出席国医代表大会的各个代表面前。7月,《新中华报》刊登了《从速开展边区卫生工作》一文,文中指出:"要把边区的中医组织起来,给他们以科学的知识。"八路军制药厂也编辑出版了《抗日战争新药集》一书,关于中西医药如何混合配制提出了一些独到的见解。[①]中西医之争始终是两败俱伤,毫无意义,两方阵营都在同一片土地上安家,和谐共处、共同进步才是待客之道。在战时的中国,西医与中医相比,治病的效率更高,理念也更为超前和科学,但中医是我国代代相传的诊疗技术,拥有的群众基数更大,也更深入人心,二者虽在疾病诊疗过程中存在知、信、行的不同,但都是解决边区传染病暴发流行的重要武器,是推倒巫医神婆、立足于守护边区军民生命健康和财产安全的利刃。

当时的边区,中医和西医之间互相学习、共同进步的口号深入人心。要想中西医之间做到完全没有隔阂,共同为边区军民的身体健康作出贡献,首先就要打破成见,大家都拿出自己的诚意,特别是中医工作者。由于中医的派别较多,诊治患者的法子也各不相同,在中医各自的派别之间都尚存在门户之争,更何况是在中国扎根不久的西医。对此,很多中医工作者都有自己的顾虑。当时,任边区政府副主席的李鼎铭率先示范,将自己在中医领域积累的多年治病救人的经验和技巧贡献出来,并号召广大的中医团体,把合作、学习放在首位,不要带着成见谈合作,带着私心聊发展,这是传染病预防和控制工作的大忌,也违背了医者的初心和德行。对于怎么进行合作,众说纷纭,但坦诚地将各自的看家本领拿出来,总是有些东西可以借鉴,并能够加深中医和西医之间的相互理解和欣赏。

中医的讲究很多,特别是在中药的运用上。于是李鼎铭专门提出了中医改良的三个方面:首先是要整理中医书籍,总结丰富的经验;然后是增加

---

① 辛智科.延安时期卫生工作的历史经验[J].现代中医药,2020,40(01):1-10.

中医医疗设备并且借鉴学习西医的护士制度;最后是要研究和提炼中药,制作各种特效丸、散、膏、丹,以提高国医的功效。[1] 当时的领导同志为了支持中医的发展,身体有个疼痛脑热的,也经常运用中医的针灸、艾灸、拔火罐等方法进行缓解治疗。[2] 为了更好地将中医在疾病诊疗和处理方面的优秀成果流传下来,既为中西医合作提供新思路、新方法,又为做好后来的中医工作者批判性的传承工作,将优秀的经验在周边甚至在全国进行推广,"在延安成立的中西医药研究会,结合了中医和西医的优秀人才,共同致力于中西药的研究工作,成为全边区人民群众医药技术的领导机关。"[3]在边区政府和边区民众的共同支持之下,中西医之争变成了中西医合作,边区上下无不为中西医的合作拍手叫好。无论是中医还是西医,在边区传染病预防和控制中都起到了不可替代的作用。

九、练技能强本领,培育医疗卫生接班人

抗战时期,医疗卫生人才较为缺乏,边区经常出现想治病、无专业的医生,有医生、无经验技术的情况。于是,如何增强医疗卫生工作者的技能,培养更多的优秀人才,使其加入医疗卫生队伍中来变成了横亘在边区政府提高医疗水平、守护边区军民健康道路上的障碍。为此,毛泽东同志指出:

现在延安只有3个医院,而延安有多少人呢? 党政军3万人,老百姓14 000人,享卫生医疗之福的人还不多。至于边区其他130多万老百姓,则根本没有人管。现在应该把医药卫生的知识和工作大大推广一下,想办法在每一个分区训练一些医药人才。或者是各分区送人来延安学习,或者是延安派人去训练,我看都可以。这件事情,各个地委、各个专员公署、各个分区都可以订一个计划,在5年到10年内,做到每一个区有一个医务所,能够诊治普通的疾病。……在5年到10年之

---

① 解放日报社.李副主席号召边区中西医要合作互助[N].解放日报,1944(1).
② 裴兹云.中西医合作的几个问题[N].解放日报,1944(4).
③ 解放日报社.文教会上中西兽医座谈积极合作为群众服务[N].解放日报,1944(1).

内,我们要求得在科学知识普及方面的进步,医药卫生应该放在我们的计划里,和生产计划同时并进。①

在边区政府的号召下,各个地区都对医疗卫生人才的培养表示了支持,特别是有些传染病盛行、医疗卫生工作者不够的区域,连同边区管辖下的乡镇也都进行了医疗卫生工作者培训的宣传工作,为求更多人加入医疗卫生人才培养的工作中来。有钱的人家可以出些钱财支持培训工作的开展,没钱的乡亲群众就对培养工作表示了认同。大家心往一处想,劲往一处使,献言献策。特别是边区医院和乡镇村落里的医疗卫生工作者,无论是做群众培训的工作还是做医疗卫生干部的培训工作,大家都踊跃报名,力求解决边区医疗卫生工作者不能满足边区军民生活发展需要的难题,为边区医疗卫生工作者的培养和传染病预防和控制工作尽一份力。

为促进边区医疗卫生队伍的增长,首要任务就是培养一批业务精通、踏实肯干,专门负责医疗卫生的干部,再由干部将学习到的技术和知识带回原本工作的区域或者单位,督促传染病防控和处置工作的开展,提升当地的医疗卫生和教育水平。在培养方式上,主要是通过开展与医疗卫生工作相关的课程来推行。当时在边区政府的组织下,开展了很多训练班。在培养对象的选择上,由于当时主要是面向边区的传染病卫生工作所开展的培训,即使群众都很踊跃地报名参加,但最终还是要征求个人意见,首要选择是能留在边区,自愿长期为边区的医疗卫生工作做出艰苦卓绝的努力的人员。在培训内容的选择上,不仅是人面临着传染病暴发流行的风险,边区的牲畜也面临着瘟疫的困扰,这些严重影响了人类身体健康和牲畜生命安全的流行病,是人类生存和发展的大敌。于是在对地方卫生人才的培训内容中,不仅涉及人类传染病暴发流行应对的策略和基本的卫生保健知识,更明确了牲畜瘟疫防治的内容,在保障人民群众的生命安全的同时,也将防治牲畜瘟病的工作内容作为培训的要点。按照《陕甘宁边区政府为抽调人员学习兽医

---

① 中共中央文献研究室.毛泽东文集(第三卷)[M].北京:人民出版社,1996:119.

和卫生工作的训令》和《陕甘宁边区政府关于选送卫生学员学习的通令》的文件精神,边区政府从各地方抽调干部和工人到延安学习兽医医术和医疗卫生技术。他们可以选择长期学习或短期学习,在学习结束后回到原地区运用学习到的知识和技术服务当地,这样就可以保证每个地区都有通晓医术的人员。[1] 仅在1938年后的两年之间,就有近500名参加培训班的人员回到当地开展医疗卫生防疫工作。与此同时,中央政府为进一步发展医疗卫生人员的培训工作,还专门提高了优秀的医疗人才的经济待遇,他们在生活中也有特别优待,以此来吸引更多的"专家、学者"加入边区医疗卫生工作中来。1942年,边区政府在《关于所属各类技术人员待遇规定的通知》中明文规定,凡是从国内外专门医学学校毕业的高级知识分子,不管是在经济待遇还是生活条件上都可以得到优待,并且这样的优待政策也惠及其家属。[2] 在党艰苦卓绝抵御日寇的特别时期,一批批政治立场坚定、技术水平高超的优秀知识分子深入条件艰苦的边区,为了人民的生命财产安全无私奉献。即使当时他们已经生活富足、功成名就,但在民族大义面前,他们都做到了"苟利国家生死以,岂因祸福避趋之"。还有一些热爱和平的外籍人士,诸如白求恩、爱德华等也纷纷加入革命根据地的医疗卫生工作中,将自己的一生奉献给了边区的医疗卫生事业。正是有了这群专家不畏生死、不计得失的奉献精神和精湛、高超的医术,才使得边区的传染病防治工作更上了一个台阶。

　　除了进行医疗卫生人才培训的工作之外,医疗卫生人员的管理工作也显得尤为重要。首先是对医务人员的资质进行严格的审查,并设专门的部门对医疗卫生工作者的能力和工作内容进行考察。当时主要是医政科负责此类事务的处理。对于医务人员工作至关重要的资格证等,需先进行申请,再进行理论和技术操作的考试。无论是临床医生还是临床药师,无论是医院还是卫生诊所,经过国医研究会成绩审定合格者后才下发资格证书。1925年10月,由卫生署颁布的《医师甄别办法》第八条明确规定,甄别合格

---

① 武衡.抗日战争时期解放区科学技术发展史资料选辑[M].北京:中国学术出版社,1983.
② 武衡.延安时代党的知识分子政策[J].中国科技史料,1989(1):3-11.

者,再由卫生署发给甄别证书。医疗卫生工作者必须有证才能进行诊疗相关的活动,如果无证行医,造成了严重的后果,可能面临刑事处罚。在对成瘾药物的管理方面,医生也得照章办事,不得因为患者自诉疼痛或者出于怜悯之心就随意给患者开有镇痛作用的毒麻药物。在对死亡患者的管理方面,因伤、病致死的患者,医生必须开具患者明确死因的诊断书并交付亲属。这些条款分明、内容细化的管理方案,在对医务人员进行严格要求的同时,也促进了近代的医疗卫生管理工作大踏步向前发展,为现代化的精细管理、责任制管理打下了坚实的基础。

十、做好医疗设备和药物的后备工作

医疗设备和药物对于传染病防控工作的推进和边区医疗卫生事业的发展至关重要。在战时的特殊时期,由于医疗资源的缺乏,特别是诊疗活动所必需的一些药物和医疗设备的缺失,致使边区的医疗卫生事业一度停滞不前,难以满足边区军民的健康需求。为了解决边区普遍存在的药物和医疗器械严重不足的问题,边区的医疗卫生工作者在边区政府的带领下,结合战时军民迫切需要的医疗物资和设备资源,进行统一部署,投身于医疗设备和医药物品的研究和开发工作中来。

有些稀缺的医疗药物和高端的医疗设备,由于边区环境和技术水平的限制,只能从国外或者国统区进行购买。

比如在抗战的早期,国民党还未对国统区进行封锁和戒严,我军所需要的药品和设备通常都是通过军委总卫生部,他们在购齐物品和药品之后,再联系八路军驻重庆、武汉等办事处,然后设法转运至红都延安。①

但后期国统区被封锁和戒严之后,采买工作变得困难重重,负责采买的

---

① 本书编委会. 白衣战士的光辉篇章——回忆延安中央医院(1939.4—1950.8)[M]. 西安:陕西科学技术出版社,1995:149.

同志的生命安全也受到了极大的威胁。若遇上桥被炸断了、路被堵上了的情况,对医疗物资进行采买工作的效率就会大大下降,还有些国外有、国内没有的设备和药品也不得不远渡重洋,到国外进行购买。支援中国的国际医疗队伍也为边区带来了不少珍贵的医疗设备和医药物品。无论是国内、国际采买,还是兄弟国家的援助,都有力地保障了战时边区医疗卫生诊疗的需要。

对于当时西医药物缺乏的问题,边区政府把目光放到了中医药的身上,在边区卫生机关和医务人员的共同努力下,建立起了一定规模的中医药品制造厂,就地取材,让边区盛产的草药材,如党参、大黄等成为解决边区军民疾痛症状的良药。

中国共产党在新民主主义革命时期,领导人民,举全民之力,勠力同心,为中华民族解放的伟大事业筚路蓝缕,艰苦创业。这是一部彪炳史册的开拓史,也是党群情深、军民合作的情谊史。其中,中国共产党领导人民为战胜传染病所做出的艰苦卓绝的斗争,是不断推陈出新、接受新的思想和新的理念的过程,坚持从实际出发,不急功冒进,也不故步自封。中国共产党在条件艰苦的抗战时期,靠着"没有路就走出一条路""没有物就研究创造一批物"的坚定信念,在传染病的预防和治理这一重大考验中,用勤劳的双手和满腔的热血,在华夏大地上书写了让人民满意的答卷。这些宝贵的经验也为新中国成立后开展卫生防疫事业奠定了基础,提供了借鉴。

第二章

我国卫生防疫制度的初步建立

1949 年 10 月 1 日,中华人民共和国成立了,结束了半殖民地半封建社会,结束了少数剥削者统治广大劳动人民和帝国主义奴役中国各族人民的历史,中国人民从此站了起来,中华人民共和国的发展之路翻开了新篇章①。新中国成立之后,中国人民在中国共产党的带领下书写了一段段的华章,在中国发展史册上留下了深深的烙印,中国人民从此走上了实现中华民族伟大复兴的道路。

新中国成立之初,由于受疟疾、鼠疫、霍乱等各种传染病的影响,我国的人均寿命仅为 35 岁(低于国际平均寿命)。为提升人民的生命质量,保障人民的身体健康,毛泽东同志发出"动员起来,讲究卫生,减少疾病,提高健康水平"的号召,爱国卫生运动正式在全国大范围开展②。爱国卫生运动开展之后,政府加强卫生防疫宣传,建立健全各级卫生防疫机构,改善人民居住环境,引导群众科学治疗,促进了卫生防疫事业的快速发展,初步搭建起传染病防治框架,对现代健全染病防治体系具有借鉴作用。

第一节　新中国成立初期传染病肆虐

1950 年 9 月国家政务院在第 49 次政务会议上的报告表明,这个时期"中国全部人口的发病数量累计每年大约 1.4 亿人,死亡率大概在千分之三十以上,并且 50% 以上是死于能够预防的传染病,例如天花、霍乱、伤寒、鼠疫、痢疾、麻疹、斑疹伤寒、回归热等疾病,同时黑热病、血吸虫病、麻风、性

---

① 胡长栓.中国共产党与中国社会的百年历史演进——深刻认识中国共产党领导的重要历史地位[J].中共党史研究,2022(1):16-22.

② 潘锋.新中国 70 年传染病防控成就举世瞩目——访中国科学院院士、中国疾病预防控制中心主任高福教授[J].中国医药导报,2019,16(27):1-6.

病、疟疾等疾病也很大程度上危害着广大人民的生命健康"①。寄生虫病、急慢性传染病、地方病是当时最具威胁性的疾病种类。

以传染性强、病死率高的鼠疫为例，它的流行使人民群众恐慌。鼠疫也叫黑死病、核瘟，是一种烈性传染病。1950 年至 1964 年间，全中国总共有 11 个省(区)15 个县(市、旗)流行鼠疫，发病 7 829 人，死亡 2 922 人，病死率约为 37.32%。② 1950 年 5 月 15 日至 11 月 5 日，东北地区暴发鼠疫，疫情在多个省市肆虐，357 人发病，176 人死亡，死亡率达到 49.3%③。1950 年至 1955 年间，内蒙古有 14 个县(旗)发生鼠疫，患者 236 人，死亡 120 人，病死率高达 50.85%④。在察哈尔省北、西北的甘肃省、青海省、宁夏、新疆、山西省、陕西省，南部的云南省、广东省、福建省、江西省、浙江省等地暴发了不同程度的鼠疫。1951 年至 1959 年，东北西部和内蒙古东部地区的鼠疫发病人数达 883 人，其中又以吉林省为典型。1950 年至 1954 年，吉林省总共感染鼠疫病人至少 253 人，死亡人数至少 87 人，死亡率达 34.39%(见表 2-1)。

表 2-1　1950—1954 年吉林省部分县区鼠疫流行情况统计⑤

流行时间	主要流行区域	感染人数	死亡人数	死亡率
1950 年 6 月 27 日—10 月 18 日	农安县 7 区 19 村 29 个村屯	120	44	36.67%
1951 年 7 月 15 日—9 月 13 日	双辽县后太平屯	67	19	28.36%
1951 年 7 月 24 日—10 月 4 日	开通县鸿兴区 3 个村屯	16	8	50.00%
1953 年 7 月 24 日—9 月 17 日	榆树县双井子屯、温十六屯	13	9	69.23%
1954 年 8 月 25 日—10 月 6 日	白城县塔拉根 9 个村屯	37	7	18.92%
合计		253	87	34.39%

①　李洪河. 新中国成立初期卫生防疫体系是怎样建立起来的[J]. 党史文汇,2020(5):41-46.
②　中国医学科学院流行病学微生物学研究所. 中国鼠疫流行史(上),内部资料,1981:1.
③　武衡. 东北区科学技术发展史资料(医药卫生卷)——东北人民政府卫生部 1950 年东北防治鼠疫工作总结[M]. 北京:中国学术出版社,1988:201.
④　刘纪有,张万荣. 内蒙古鼠疫[M]. 呼和浩特:内蒙古人民出版社,1997:3.
⑤　吉林省地方志编纂委员会. 吉林省志(卷四十:卫生志)[M]. 长春:吉林人民出版社,1992:69-70.

除了鼠疫以外,传染病天花也造成极大的危害。天花也叫作天花斑疮、痘疱等,是通过天花病毒感染而引起的烈性传染病。[1] 它是一种很古老的传染病,传染性强,死亡率高,有些被天花感染的患者尽管没有死亡但也留有严重的后遗症。新中国成立初期,国家卫生部把天花列入"威胁国防与经济建设最大"[2]并且要着重防治的三大烈性传染病之一。1950 年我国共有 43 286 人感染天花。1954 年还有 13 个省存在天花,感染人数有 847 人。1949 年至 1955 年,黑龙江感染天花 3 019 人[3],死亡 627 人[4];1950 年至 1955 年,吉林感染天花 876 人[5];1950 年至 1952 年,广西感染天花 19 943 人,死亡 4 744 人,病死率达 23.79%[6]。

另外,丝虫病、疟疾、血吸虫病、黑热病、钩虫病等寄生虫病也是危害中国广大人民群众生命安全与健康的主要传染病。新中国成立初期,中国有数百个县、市都曾遭受过规模大小不同的血吸虫病。其中以浙江省、江苏省等省份尤为严重,患者达到 1 000 万人。数据显示,江西丰城县白富乡梗头村,100 年前有 1 000 多户人家,到了 1954 年只剩下两人,村里 90% 的人都死于感染血吸虫病;安徽的宁国、歙县由于血吸虫病严重,荒芜田地 1 980 余亩,房屋倒塌 1 948 间[7]。1951 年,广东省对四会、三水、清远 3 个县的 10 个乡进行的调查显示,大约 10 万人感染血吸虫病,部分乡的血吸虫感染率达 90%[8]。此外,从病例报告等资料来看,有 25 个省、市的 1 829 个县、市中存

① 《新中国预防医学历史经验》编委会. 新中国预防医学历史经验(第 3 卷)[M]. 北京:人民卫生出版社,1988.

② 中央档案馆,中共中央文献研究室. 中共中央文件选集(1949 年 10 月—1966 年 5 月)(第 7 册)[M]. 北京:人民出版社,2013:24.

③ 根据 1951—1955 年辽宁省天花发病情况表统计. 参见辽宁省地方志编纂委员会办公室. 辽宁省志(卫生志)[M]. 沈阳:辽宁人民出版社,1999.

④ 黑龙江省地方志编纂委员会. 黑龙江省志(卫生志)[M]. 哈尔滨:黑龙江人民出版社,1996:118.

⑤ 吉林省地方志编纂委员会. 吉林省志(卫生志)[M]. 长春:吉林人民出版社,1992:28.

⑥ 王冠中. 新中国重大疫病防控中的政府协同及实现机制研究[M]. 北京:人民出版社,2019:79.

⑦ 中共中央血吸虫病防治工作领导小组办公室. 防治血吸虫病三十年[M]. 上海:上海科学技术出版社,1986:25.

⑧ 广东省血吸虫病防治研究所乙组. 广东省四会三水清远三县血吸虫病预防研究报告[J]. 中南医学杂志,1952,2(2):35-39.

在过疟疾。有 14 个省、市的 734 个县、市发生过丝虫病。黑热病则主要肆虐于长江以北 13 个省、市的 685 个县、市[①]。五大主要传染病的流行情况，如表 2-2 所示。

表 2-2 五种主要传染病流行范围及感染情况统计[②]

传染病病种	流行范围	感染人数(约)
血吸虫病	12 个省、市	1 200 万人
疟疾	25 个省、市	3 000 万人
丝虫病	14 个省、市	3 000 万人
钩虫病	18 个省、市	1 亿人
黑热病	13 个省、市	60 万人

其他传染病如麻风病、性传播疾病、结核病等也曾在全国各地流行[③]，对当地人民群众的生命安全和健康造成巨大威胁。

由此可见，新中国成立初期，各种传染病十分猖狂，中国广大劳动人民苦不堪言，生活在无尽的恐惧和无助之中，中国共产党和中国政府发展卫生事业时间紧迫且任务艰巨。

第二节 依靠人民群众开展传染病防治工作

在新中国成立初期，毛泽东主席十分关注传染病的防治工作，英明指出，要"把卫生、防疫和一般医疗工作看作一项重大的政治任务"[④]来抓。在各级政府和人民群众的合力下，传染病防治事业发展非常快速。在当时医疗卫生工作总方针的指导下，我国开始执行一系列的传染病防

---

① 李洪河.建国初期的卫生防疫事业探论[J].党的文献,2006(4):55-60.
② 钱信忠.乘胜前进,加速消灭五大寄生虫病[J].人民保健,1959(5):9.
③ 李洪河.建国初期的卫生防疫事业探论[J].党的文献,2006(4):55-60.
④ 中共中央文献研究室.毛泽东文集(第六卷)[M].北京:人民出版社,1999:176.

治重大举措。

一、中央与地方联合共建防疫组织

在卫生部成立之后不久,中央防疫总队成立,6个大队共438名成员经过一系列学习和训练之后,立即前往当时的传染病疫情重灾区,紧锣密鼓地开展地方传染病防治工作。中央防疫总队的工作包括预防接种、治疗传染病、环境消毒等一系列工作。中央防疫总队的报告显示,各地在预防针注射、牛痘接种,以及各类传染病治愈等方面取得了极大的进展和成效。同时,全国各个地方开始建立卫生防疫机构,全国超过4/5的市、县都设置有卫生院、卫生所等,尤其青海、内蒙古、新疆等几个地区。基层卫生机构的建设有效阻止了传染病的流行与蔓延。[①]

二、积极开展传染病防治宣传教育工作

新中国成立初期,关于开展传染病防治宣传教育,党中央明确指示:"必须大张旗鼓,大做宣传,使得家喻户晓,人人动作起来。"[②]几年间,在中央政府和地方基层组织的通力配合下,全国大大小小的省、市、区,因时制宜、因地制宜,利用多种媒介,采用报纸、电台、科普手册等方式,宣传科普公共卫生的重要性,提高广大人民群众对医疗卫生知识的了解程度。这些政策措施取得了卓越的成效,得到了广大人民群众的认可[③]。集体思想与意识促进了中国人民群众的行为自觉性,增强了群众对卫生清洁工作的认识。在中央和地方的合力推动下,在人民群众的主动配合下,这些政策与措施被传达给人民群众,医疗卫生防疫知识被普及给人民群众,最终提升了中国人民的传染病防治知识和医疗卫生知识水平。

---

①　Leung, Angela Ki Che. Diseases of the Premodern Period in China. The Cambridge World History of Human Disease [M]. Cambridge: Cambridge University Press, 1993.

②　毛泽东. 毛泽东文集(第八卷)[M]. 北京:人民出版社,1999:150.

③　胡钟烨. 新中国初期卫生防疫立法研究(1949年—1965年)[D]. 重庆:西南政法大学硕士学位论文,2013.

三、推行"预防为主"的传染病防治理念

爱国卫生运动改善了中国广大人民群众的居住环境与卫生情况,提高了群众的健康水平。爱国卫生运动是以预防为主而进行的医疗卫生防疫工作的重要内容,也是中国共产党将人民群众路线用于医疗卫生防疫工作的伟大实践。《1950年工作计划大纲》指出,中国传染病预防控制工作贯彻"预防为主"的理念,实行以预防为主的方针,加强人民群众预防接种和预防注射,最后证明这是适合当时中国经济社会发展水平的。该大纲还对传染病防治工作的机构组织设立制度、疫情上报制度、紧急情况应对制度等进行了规定和要求。[①] 新中国成立初期,经济发展落后,医疗技术发展水平不足,因此应对传染病传播的能力较弱,各种传染病造成的死亡人数不少。在这种情况下,采用接种疫苗等预防措施来阻击传染病的肆虐就显得尤为重要,许多以预防为主的传染病防治政策应运而生,鼓励人民群众接种疫苗。对于一些伤害很大但是预防简单的传染病,如天花、伤寒、鼠疫等更要加强预防接种注射。从1956年5月起,北京、广州等地区不再发生传染病大规模暴发,充分证明预防注射是阻止传染病暴发的有效措施。[②]

在预防接种的基础上,逐渐建立健全了疫情上报制度,全力实现"早上报、早治疗、早隔离、避免大型重型传染病暴发和蔓延"的目标。除了国家层面外,各地区对传染病疫情的上报制度又因地制宜制定了规定。比如,华东地区对疫情上报建立了奖惩制度[③],北京对不同种类传染病的上报时间进行了更加细化的规定[④]。经过国务院批准,卫生部于1955年7月5日颁布

① 中央人民政府卫生部. 卫生法令汇编(第1辑)[M]. 内部印行,1951:64-70.

② Bercovitz, Nathaniel. The Hookworm Problem in China [J]. *The China Medical Journal*. 1993,33(8):576-581.

③ Lim, W.B. Pathogenic Antigenic and Molecular Characterization of the Very Virulent Strain (Gx) of Infectious Bursal Disease Virus Isolated in China [J]. *Agricultural Sciences in China*, 2003,2 (5):566-572.

④ 北京市人民政府.北京市传染病预防及处理暂行办法[R].北京市政报,1951,2(8).

了《传染病管理办法》，对甲、乙两类传染病的报告时间都做了相应的规定，从而完善了传染病报告机制，这对尽早发现疫情并且阻止其流行至关重要。

针对危险性极大的传染病，仅靠预防治疗是远远不足够的，应该加快提高传染病防治的医疗技术水平，增加对传染病领域科学研究的力度。实践是检验真理的唯一标准，要高效防治传染病，还需要深入病区进行调查研究。因此，卫生部在成立初期便组织人员并且抽调专业的医学人才深入病区进行点差研究。[1] 在经历了数次疫区调查后，各级机构组织收集到大量最新的资料，并借此对当时大肆流行的各类传染病进行更深层次的研究。政策的大力支持及丰富的一手资料，极大地激发了科研工作者的研究热情，得到了许多实质性的进展，为传染病防治提供了更多的科学依据[2]。例如，经过调查研究，确定了血吸虫病、疟疾、钩虫病等一些传染病的主要暴发与蔓延地区，为后期各种传染病的防治工作夯实了基础[3]。

四、进行大规模清洁卫生运动

新中国成立初期，毛泽东同志发出了"动员起来，讲究卫生，减少疾病，提高健康水平"的号召，在全国进行了规模大、程度深的清洁卫生运动。各地各级政府纷纷响应，出台政策文件，推进卫生运动的开展。1952年起，清洁卫生运动在全国范围内如火如荼地进行着，具有典型意义的是反对细菌战卫生运动和"除四害"卫生运动等。在东北地区的反细菌战爱国卫生运动中，东北各省效仿首都保障城市清洁卫生的经验，在三大省会城市开展了针对老鼠、跳蚤的清洁运动。上海、广州等大城市也进行了多种形式的清洁运动，为疫情防治工作的开展提供良好的生态环境，同时，极大地改善了人民群众的生存环境。

---

① 重庆市医务工作者协会.第一届全国卫生会议重要文献[M].内部印行,1950.

② 巩瑞波.新中国成立初期东北农村卫生工作研究[D].长春:吉林大学硕士学位论文,2013.

③ 《新中国预防医学历史经验》编委会.新中国预防医学历史经验(第1卷)[M].北京:人民卫生出版社,1991.

第三节　卫生防疫机构的建立

新中国成立初期,我国的传染病防治系统的构建还处于刚起步的阶段,并且大多是因疫情暴发而被动建立的,具有暂时性、亟须完善的时代特点。1950 年 4 月,中央卫生部指示,一方面要成立新的医疗卫生机构;另一方面要改造原来的医疗卫生机构。1951 年 4 月,中央人民政府卫生部正式颁布了《关于健全和发展全国基层卫生组织的决定》,提出了有关添加医疗机构的要求,并要求全国各地有规划地改善基层医疗卫生组织。尤其是一些医疗卫生机构设立相当不足的县,要逐渐建立当地卫生院和医疗防疫队;经济实力较强的地方应开始逐渐建立增加区卫生所;厂矿应该配备一定的卫生设施和负责职业病防治的医务工作人员。同月,中央卫生部还颁布了《关于调整医药卫生事业中公私关系的决定》,对医疗机构的公私关系提出了不同的可能性,探寻医疗机构的多种经营模式,并且给予各种经营模式的医疗机构政策支持与指导帮助,促进城乡基层合作医疗卫生机构的发展。同年 8 月,中央卫生部作出明确规定,联合医疗机构划分为私营联合和公私联合两种形式,各种类型的联合医疗机构间要形成良好的有序分工关系,共同为城乡人民群众提供医疗服务。此外,还指出了公立医疗机构要对联合医疗机构进行帮助,促进联合医疗机构的成长与发展,形成合理完善的医疗机构系统,为地方的医疗防治工作起到积极的作用。随着这一系列的政策文件出台并确切落实,医疗机构的数量和质量都得到了一定的提升。我国的卫生行政机构在这个时期,有对苏联模式的适当借鉴移植,也有对民国时期政策的合理继承保留。随着时间的推进以及经验的逐渐积累,卫生行政机构逐渐规范化、系统化、特色化,并且形成了中央领导、地方各级配合的一体化体系[①]。

---

① 李增添. 建国初期毛泽东的城市管理思想[J]. 党史文苑,2010(14):46-48+67.

一、中央传染病防治机构

中国幅员辽阔、人口众多，传染病肆虐往往波及范围巨大，而当时通信不发达，各地区之间存在信息壁垒，传染病防治政策、感染情况等数据资料难以进行交流和共享，成了传染病防治工作开展的阻力。因此，建立一个中央传染病防治领导机构是领导各级政府和人民群众有序抗疫、高效抗疫的重要先决条件。中央传染病防治机构可以对流行于不同地区的疫情进行统一、高效的管理，利用中央政府的优势集中力量、整合资源、高效决策，从而形成系统化、有序化的传染防病防治体系。

（一）中央人民政府卫生部

1949 年 11 月 1 日，在中央文化教育委员会的指导下，中央人民政府卫生部成立，由其与人民革命军事委员会卫生部共同领导中华人民共和国境内的传染病防治管理工作。由于新中国成立初期国内外政治局面均处于不稳定的状况，卫生事业需要军队力量的介入来保证稳定，因此产生了由军医卫生队组成的人民革命军事委员会卫生部。在中央军委的直属管理下，人民革命军事委员会卫生部经常与中央人民政府卫生部在传染病防治方面进行合作，共同致力于传染病防治管理工作。因此，当时的传染病防治管理带有军政合一的特点。在 1949 年察北鼠疫中，中央人民政府卫生部发挥了极大的作用，向人民群众交出了一张满意的答卷。在此次抗击鼠疫的过程中，卫生部反应迅速、决策高效，不仅与公安、交通等部门协作保证抗疫的基础保障，而且派出专业工作人员深入病区进行宣传教育等控制疫情的工作。此外，各地区还积极地建立了基层网格化防疫管理，以达到精准防疫的效果。在 1950 年的上海天花事件中，同样是党中央集中统一领导指挥、各级政府积极配合，取得了战胜天花的重大胜利，再一次有力证明了中央防疫领导机构的建成是应对疫情最强大的组织保障。

（二）中共中央防治血吸虫病领导小组

血吸虫病是一种危害强、传播广、死亡率高的传染性疾病。新中国成立初期，血吸虫病在我国南方地区极为猖獗，长期危害人民群众的生命健康。

一直以来,党和政府对血吸虫病的严重危害高度重视,将消灭血吸虫病视为保障人民生命健康的重大任务。1955年,中央防治血吸虫病九人领导小组及血吸虫病防治办公室正式成立。从此以后,"消灭血吸虫病的任务被与农业合作化运动结合起来,列为党的一项重要工作"①。

（三）中央防治地方病领导小组

新中国成立初期,在许多特定地区还存在着地方性传染病,如地方性甲状腺肿、大骨节病、克山病、布氏菌病等。为了防治这些地方病,中共中央有针对性地设立了防治地方病领导小组,比如北方防治地方病领导小组②,该领导小组的首要任务是要制定地方病防治的措施,建立健全防治法律法规;其次是加强建设地方病防治人才队伍;与此同时,还要进行扶贫工作,防止出现因病致贫的情况③。

（四）中国红十字总会

中国红十字会成立于1904年。新中国成立后,呈现了新的国情、新的任务,红十字会也要与时俱进,进行改变。1950年9月6日,中央人民政府政务院在听取各方意见和建议后批准公布了《中国红十字会会章》。中国红十字会在各级政府的帮助之下顺利改革,成了中国共产党和政府防控疫情的得力帮手。

（五）中央爱国卫生运动委员会

中央爱国卫生运动委员会于1952年12月由中央防疫委员会改名而来,其将"卫生工作与群众性卫生运动相结合"定为工作基本原则④。中央爱国卫生运动委员会成立后,全中国各级地方人民政府和部队全都根据中央要求逐渐成立爱国卫生运动委员会。这个机构是负责爱国卫生运动的领导机构,通过组织调配各个地区、各个部门,把爱国卫生运动纳入规划之中。爱国卫生运动委员会一般下设办公室作为其职能机构,办公室设在同级人

① 一定要消灭血吸虫病[N].人民日报,1956-1-27.
② 陈海峰.中国卫生保健[M].北京:人民卫生出版社,1985.
③ 刘全喜.初级卫生保健与管理[M].郑州:河南医科大学出版社,1995.
④ 蔡景峰,李庆华.中国医学通史(现代卷)[M].北京:人民卫生出版社,2000.

民政府或同级卫生行政部门内,负责办理日常工作。

二、地方传染病防治机构

中华人民共和国成立初期,中国共产党和中央人民政府非常关注地方传染病防治机构的建设。虽然各个地方传染病防治机构的建设成立需要根据当地具体情况与环境进行适当规划与安排,但是中央人民政府卫生部与人民革命军事委员会卫生部在地方传染病防治机构建设中充当了至关重要的带头作用。中国共产党和中央人民政府经过缜密的商讨和研究,结合时代特点和具体情况,建立健全了中国各级地方传染病防治机构。

（一）省级传染病防治机构

新中国成立初期,由于对传染病的防治政策和手段还不够成熟完善,当时的传染病防治机构的设立极具灵活性,在不断演变中逐渐完善。当时的省级传染病防治机构便是一个典型例子,最终定位于卫生防疫队与防疫站。以传染病频发的东北地区为例,在成立西满防疫委员会统一指挥部的基础上,又设立了各省分部,并且根据村、区、县的不同基层特点设立不同的防疫机构组织,根据具体情况进行调整。东北的防疫力量在党政领导与培育下,不断吸收人才,逐渐成长壮大。统计数据显示,到1956年,直接参加防疫的工作人员已经达到5.7155万名[①]。

（二）市级传染病防治机构

各个市级政府也在中央、省级的指导下成立了市级传染病防治机构,主要形式是市级防疫委员会,并且还配套了许多地方规范文件,如《关于开展军民春季防疫工作给各级人民政府及部队的指示》《政务院关于1953年继续开展爱国卫生运动的指示》等[②]。

（三）县级传染病防治机构

新中国成立初期,我国传染病防治事业的重要组成部分也包括基层组

---

① 孙明.长春市志·卫生志[M].长春:吉林文史出版社,1993.

② 新中国预防医学历史经验编委会.新中国预防医学历史经验(第1卷)[M].北京:人民卫生出版社,1991.

织的县级传染病防治机构。党和政府希望县级传染病防治机构能够对广大人民群众起到领导作用,还要主动承担普及与宣传传染病防治知识的责任。《关于开展军民春季防疫工作给各级人民政府及部队的指示》对县级传染病预防控制机构有所规定。根据《河南省志》等历史资料可以得知,当时我国的县级传染病防治机构普及度较高。在东北防疫委员会成立之后成立的各县防疫委员会,虽然存在组织不健全、力量不足的缺点,但普及范围较广。从1947年8月5日到12月初主要在乾安、开通、洮北、通辽、开鲁、扶余、大赉等地开展工作,参加人数达到699人。①

(四)县级以下基层传染病防治机构

在县级以下仍有更为基层的传染病防治机构,党和政府将防疫的政策带进农村、山区,以确保可以保障每一位人民群众的生命健康。为了达到任务目标,党和政府制定了各种条例和政策,详细规范了基层防疫的实施要求,确保了防治工作的有序准确开展。② 县(区)设立了县(区)医疗卫生防疫站,是我国卫生防疫基层组织网络的指挥中心。乡(镇)设立了卫生院,卫生院内设立卫生防疫组,在县(区)卫生防疫站的领导下负责当地卫生防疫工作,属于卫生防疫基层组织网络的中间纽带。各个村落设立村卫生所,构成卫生防疫基层组织网络最基本的一环③,共同致力于筑起防疫之路的最后一道关卡。

三、专门的传染病防治机构

为了应对突发的重大传染病疫情,《关于开展军民春季防疫工作给各级人民政府及部队的指示》中提出设置防疫委员会。但由于防疫委员会的提出是为了应对新中国成立初期的各种突发重大传染病,具有临时性,委员会的各项架构和规范还不够完善成熟,因此在当时的各种传染病被逐一控制

---

① 高恩显.中国人民解放军第四野战军卫生工作史资料选编(1945年8月—1950年5月)[M].北京:人民军医出版社,2000.
② 高恩显.中华人民共和国预防医学历史资料选编(一)[M].北京:人民军医出版社,1986.
③ 农村卫生事业管理编写组.农村卫生事业管理[M].济南:山东科学技术出版社,1988.

消灭之后,防疫委员会便解散了。虽然防疫委员会是一个临时性的组织机构,但其确实在新中国成立初期的传染病防治工作中发挥了相当重要的作用。在当时传染病防治机构不完善的大环境下,防疫委员会的出现进行了补缺,加之防疫委员会由政府直接领导的特点,大大提高了防疫工作效率,成了传染病防治工作顺利进行的有力保障。

（一）寄生虫病防治机构

寄生虫病是新中国成立初期最为严重的传染病类型之一,它包括血吸虫病、丝虫病、疟疾等,都是传播范围极为广泛、死亡率不低的病种,因此寄生虫病的防治一直以来都非常受重视。从 1956 年起,政府在全国范围内各种寄生虫病肆虐的地区,设立了防治机构,具有针对性和专门性。在寄生虫病被消灭后,这些机构没有直接解散,而是合并到当地的卫生防疫机构或者更高一级的寄生虫防治机构,继续发挥为人民群众服务的作用。①

（二）结核病防治机构

结核病在民间俗称"痨病",是一种主要损伤肺部的慢性传染病,并且传染范围极广、传染历史十分悠久。周恩来总理十分关注预防结核病工作,多次指示要注意和重视该病防治工作。在他的指示下,卫生部于 1951 年先后在中国北京设立了中央结核病研究所和卡介苗推广委员会②,各级结核病防治专业机构开始飞速发展与运行。1953 年,基于私立医院的捐献,我国最早的县级结核病防治所——松江县结核病防治所成立了。结核病的防治需要深入基层,尤其是农村地区,官方文件就将结核病认定为农村地区应该予以特别重视的传染病之一。在中央的指导下,我国的结核病防治机构在各市、县广泛建立起来,不仅建立了防治所这样的中心机构,还建立了专门的医院、疗养院等,做到预防和治疗相结合,医疗卫生机构真正做到了普惠大众。在党和政府的领导下,在各级结核病防治机构的努力和广大人民群众的积极配合下,我国的结核病防治收获了显著的成效。截止到 20 世纪

---

①　新中国预防医学历史经验编委会.新中国预防医学历史经验(第 1 卷)[M].北京:人民卫生出版社,1991.

②　蔡景峰,李庆华.中国医学通史(现代卷)[M].北京:人民卫生出版社,2000.

60 年代中期,全中国结核病患病率已经从中华人民共和国成立初期的 4%下降到 1.5%上下,死亡率也由 250/10 万下降到 40/10 万①。

（三）麻风病防治机构

麻风是由麻风杆菌引起的一种慢性传染病,严重者会导致肢端残废,给感染患者带来巨大的伤害与痛苦。在应对防治麻风病的工作中,卫生部采取因地制宜的方式,在《关于管理麻风应注意事项的通报》中提出各地区要先对当地情况进行调查研究,再根据本地区的具体情况制定合理的防治方案,设置麻风病院。② 新中国成立以后,中国共产党和中央人民政府将麻风病列为重要防控传染病之重进行防控,逐渐培养、建设了一支麻风病防治专业人才队伍,在接收与整顿原有的麻风病院基础上,带领各个地区党政部门按照麻风病实际暴发与流行分布状况筹划设置麻风病防治机构,出台了《全国麻风病防治规划》,确定了"积极防治、控制传染"的防控总方针,并几次进行专题会议研讨,开展各项麻风病防治工作,渐渐生成了涵盖"查、收、管、治、研、宣"的麻风病综合防治线路。经过多个方面的了解及调查,具有传染性的麻风病患者是麻风病的直接传染源。及时发现麻风病患者并将其隔离起来,就是防治麻风病的关键。20 世纪 50 年代末,大部分具有传染性的麻风病患者都被集中进行隔离,大体上起到了抑制麻风病传染的目的。人民群众并不愿意将麻风村建在村庄。各个地区的党政部门带领基层工作人员深入广大人民群众,采取很多方式为人民答疑解惑,改善广大劳动人民对麻风病的理解和认识。经过各个地区党政部门积极的麻风病宣传教育工作,麻风病防治机构的建设工作得以成功进行。

（四）黑热病防治机构

黑热病是一种慢性地方性传染病。为开展黑热病的防治工作,1950 年春天,在中央人民政府的指示下,山东省人民政府、苏北皖北行政公署所属地区进行了黑热病的普查和防治工作。同年 5 月,华东黑热病防治总所正

---

① 李洪河. 新中国成立初期卫生防疫体系是怎样建立起来的[J]. 党史文汇,2020(5):41-46.
② 中华预防医学会. 卫生防病法规汇编(1949—1988)(下)[M]. 北京:人民卫生出版社,1987.

式成立。同年年底,各地区的黑热病防治站和黑热病防治总站也纷纷建立。1951 年 3 月,中央卫生部在全国防疫专业会议上商议制定黑热病防治实施方案,确定由中央卫生研究院华东分院与各个流行黑热病省份的防治机构进行合作,开展对黑热病的防治研究工作。

（五）省级专门卫生防疫机构

省级专门卫生防疫机构是基于传染病的地域性而设立的,设立省级专门卫生防疫机构可以根据当地的传染病地方性特点以及具体情况,因地制宜地制定和执行方案,这样的安排使得防治工作更加高效、准确。① 因此,在新中国成立初期,各行政省也陆续成立了许多具有不同特点的传染病防治科研机构。

第四节　卫生防疫规章制度的建立

新中国成立之后,中央就明确提出了"面向工农兵、预防为主、团结中西医,卫生工作与群众运动相结合"的卫生工作方针。② 总体来说,这四大基本方针的确立是非常具有创造性的,也是符合新中国成立初期基本国情的,符合中国医疗卫生事业发展的基本规律,是中国共产党和政府领导医疗卫生工作的总体指导思想,也是制定医疗卫生政策和相关制度建设的根本依据,展示出了社会主义国家发展医疗卫生事业的组织优势和本质取向。

新中国成立后,中央人民政府卫生部和人民革命军事委员会卫生部联合颁布了《关于开展军民春季防疫工作给各级人民政府及部队的指示》。这个指示是中央出台的第一部传染病防治文件,不仅对新中国成立初期各个省市上报的传染病流行情况作了多方位详细描述,还对应该怎样面对危害

---

① 许龙善,林炳南.卫生防疫事业面临的主要问题与对策[J].现代预防医学,1998(1):119-121.
② 李洪河.建国初期的卫生防疫事业探论[J].党的文献,2006(4).

严重的传染病作了多方位安排与部署。该指示还提出,我国的传染病防治需要各级政府的工作人员切实将工作落实到位,要在疫病发生之前就做好准备,动员人员,团结群众,将日常的卫生防疫工作积极组织起来,防止疫病暴发仓皇无措的情况发生。[①] 新中国成立初期出台的传染病防治文件,一部分是针对某种或者某类的传染病的专项规定、通知,比如《关于预防霍乱的联合指示》等;一部分是针对绝大多数传染病的相关规定,比如《交通检疫暂行办法》《民用航空检疫暂行办法》等。此外,中央还对某些特定地区出台了一系列的文件,比如对于医疗基础比较薄弱的少数民族地区和革命老区,中央专门颁布了《全国少数民族卫生工作方案》《少数民族地区妇幼工作方案》《对于卫生人员申请赴少数民族地区工作的办法》等制度文件。政务院于1951年1月颁布了《关于加强老根据地工作的指示》,该指示清楚表明要加大在革命老区进行卫生防疫工作的力度,派遣专业医疗队,建立卫生站和医院,培养医疗干部队伍,增强医疗卫生宣传教育等措施与方法。

1954年,新中国第一部《宪法》颁布,传染病防治法治建设开始进入发展黄金阶段。1955年3月,中央卫生部出台了中华人民共和国成立以来首部传染病防治基本法规——《传染病管理办法》。该法规吸取了新中国成立初期我国的各种传染病防治的实际经验教训,规定了传染病的分类,还对传染病的防治、上报等工作进行了制度化的详细规定[②],明文要求政府各部门、社会各界积极支持与配合传染病防疫工作。《传染病管理办法》的出台意味着中国传染病医疗卫生防疫法律制度的开始形成,也为今后的中国医疗卫生防疫事业提供了法治保障,并有力地保障了中国医疗卫生防疫事业更加有效与持续的发展。1956年9月6日,中央卫生部把血吸虫病、疟疾、钩虫病等7种传染病纳入法定乙类传染病来管理。1957年12月,中央卫生部又把传染性肝炎和钩端螺旋体病纳入法定乙类传染病来管理。与此同

---

① 中央人民政府卫生部.卫生法令汇编[M].内部印行,1951.

② 国务院法制办公室.中华人民共和国法规汇编(1953—1955)(第2卷)[M].北京:中国法制出版社,2005.

时，各省、自治区、直辖市以《传染病管理办法》为基础，结合当地实际情况，因地制宜地颁布与出台了各种传染病管理办法实施方案细则。《传染病管理办法》的出台，象征着我国传染病防治工作体系化、完善化的机制得以建立，对后来的传染病防治工作产生了深刻的影响。

在《传染病管理办法》的指导下，一些针对某些特定传染病病种的规章制度不断出台，例如《防治血吸虫病工作条例》《关于发布全国麻风病防治规划的通知》《东北麻风病患者家属优待条例（草案）》等。以《东北麻风病患者家属优待条例（草案）》为例，该条例具有典型意义和创新意义，不仅将党和政府的关爱给予病患本人，还对麻风病患者的家属制定了优待政策。其中详细地规定了麻风病患者家庭可能会面临的困境和难题，并具有针对性地提出了应对措施和优惠政策，在经济等方面给予这些患者家属一定的支持与帮扶。

1956 年 10 月，中央卫生部出台了《种痘暂行办法》，对种痘的方式、条件等进行了详细规定。1963 年，中央卫生部又发布了《预防接种实施办法》，在进一步加强管理的同时还设立了儿童预防接种卡片制。1964 年 8 月，中央卫生部修订了《卫生防疫站暂行办法》，并且出台了《卫生防疫站工作条例（试行）》[①]。经过党和国家的不懈努力，全国人民同心协力，一致抗疫，20 世纪 60 年代中期，天花在中国彻底消除。

1957 年 12 月 23 日，第一届全国人大常委会第八十八次会议审议并通过《中华人民共和国国境卫生检疫条例》，这个条例详细规定并指出设立在中国边界的卫生检疫地点和各个卫生检疫地点的职责内容，十分有效地阻止了各种传染病在我国国境的流行与蔓延。这个条例是新中国成立以来第一部中国国境卫生检疫条例。1958 年 3 月，中央卫生部经国务院批准，出台了《中华人民共和国国境卫生检疫条例实施规则》，该实施规则详细规定了卫生检疫的相关工作要求和方法。至此，中国国家边境卫生检疫机构开

---

① 《中国卫生年鉴》编辑委员会.中国卫生年鉴(1983)[M].北京:人民卫生出版社,1984.

始逐步完善。① 1950 年 12 月,中央卫生部颁布了《交通检疫暂行办法》,该办法对包括鼠疫在内的 10 种传染病执行检疫隔离、留验等做了十分具体的规定。② 此外,中央卫生部还陆续出台了《关于民用航空检疫暂行办法的通令》《民用航空检疫暂行办法》《关于全国各地发生烈性传染病封锁车站时程序的规定的联合通知》《关于铁路交通检疫实施小法》。这些规章制度共同构成了新中国成立初期的交通和国境检疫的规章体系,对阻击传染病蔓延起到了至关重要的作用。

同时,中央卫生部对于职业病、饮用水等一系列问题也颁布了相关举措和规章。

在中华人民共和国传染病防治法治建设历史上,20 世纪 50 年代是一个非常光辉的历史时刻。这段时间我国国民整体经济水平渐渐恢复,但是国家总体的财力、物力还是十分有限的。中国共产党和人民政府将推进医疗卫生事业放在重要位置,特别是十分关注各种传染病预防工作,相继出台一系列卫生行政法规,逐渐建立、健全了我国的卫生管理、医疗保障、医务人员管理等医疗法律制度,其中,药品管理是 50 年代卫生立法的一个关键点。

第五节　卫生防疫人才培养

传染病防治不仅要考虑医疗机构的建立和卫生法规的完善,人才队伍的建设同样是关键任务。

一、卫生人才队伍的建设与管理

1950 年 4 月 14 日,中央卫生部颁布了《卫生部关于一九五〇年医政工

---

① 国务院法制局.中华人民共和国现行法规汇编·科教文卫卷[M].北京:人民出版社,1987.
② 中央人民政府卫生部.卫生法令汇编(第 1 辑)[M].内部印行,1951.

作的指示》,这个指示是新中国成立以来首部提及传染病防治人才培养的文件。这个指示不仅规定了医疗卫生人员的管理,而且说明了加快建设与培养医疗卫生专业人才队伍是以后医政工作中的重要组成部分。这个文件表示中国各级卫生机关要督促医疗卫生人员通过加强学习来提高自己的专业技术水平,更好地为人民服务。[1] 1949 年至 1996 年,全国医疗卫生技术人员的数量从最初的 50 万人左右增加到 540 万人左右,大概增长了 10 倍。其中中西医师的数量从最初的 31 万人左右增加到 148 万人左右,大概增长了 4~5 倍,护士(师)人数从刚开始的 3 万人左右增加到 116 万人左右,大概增长了 35 倍。乡村医生和卫生员大约 312 万人,平均每 1 000 农业人口有乡村医生与卫生员 1.45 人。

在规范与管理现有卫生人员之外,党和政府开始探寻培养新型卫生人员的道路。

(一)医师资格的管理

1951 年 5 月 1 日,中央卫生部颁布了《医师暂行条例》,这个条例明确指出了医师资格授予的相关条件,对新中国成立初期医师数量较少的问题给予了许多有用的解决措施。这个条例是新中国成立以后第一个与医疗卫生工作人员职业规范有关的规定。新中国成立之初各种传染病防治工作的基本指导思想就是团结中医,科学防治传染病。因此,中央于 1951 年颁布了《中医师暂行条例》。这个条例一方面对中医医师的资格授予等进行了明文规定,另一方面还对其权利义务及奖励惩罚等多个方面制定了详细的规则。

(二)促进中西医交流

中医在我国拥有悠久的历史,是我国文化的重要组成部分。1955 年,周恩来总理为中医研究院成立题词:"发扬祖国医药遗产,为社会主义建设服务。"1955 年 10 月,周恩来总理在接见外国来宾时说:"中国的中医大夫

---

① Dammann, N. The Barefoot Doctor of China [J]. *Physician Assist Health Pract*, 1981,5(5): 88 - 90.

数量很大,中国历史很悠久,如果加以整理,对人民有很大好处。"①1958 年发表的《关于组织西医离职学习中医班的总结报告》中提到,中医补习班的设立,可以促进西医医务人员与从业经验丰富的中医医师的相互学习交流,并且取得不错的效果。于是,类似的学习班陆陆续续在全国范围内开展起来,如西医离职培训班等。中西医联合防治各种传染病是我国经过实践之后获得的宝贵经验。中国医疗卫生防疫工作一边强调"中医科学化",一边强调西医的"中国化""大众化",通过这种中医进行正规学校医学教育和被传授医学科学知识的办法,快速实现中医人才的规模化培养。在这种情况下,中国医疗卫生工作"面向工农兵、预防为主、团结中西医、卫生工作与群众运动相结合"的方针获得顺利确定和巩固②。1950 年,毛泽东主席在给第一届全国卫生会议的题词中也提到了中医西医应当团结起来,加强彼此之间的交流,形成统一战线,共同提高自身医疗水平,一同致力于保障人民群众的生命健康。此外,朱德、李先念等老一代国家领导人也十分重视中西医相互学习、相互结合的工作。

在中央卫生部的直接领导下,将过去存在的实验室、研究所等单位改造成了中医研究院。该类研究院的主要工作任务是将中医研究与临床诊疗的丰富经验、药方等进行整理,最后汇编成一本书,作为医学院校的教材,并对授课教师进行培训。中医与中西医联合机构陆续组建生成,随后出现的还有中医学院、西医离职学习中医研究班、西医学习中医班、针灸师资培训课程、在职西医学习中医研究课程等等,先在试点城市陆续组织学习,积累教学经验,然后由试点城市推广到其他地区和城市。中医教育正式进入高等教育体制。党中央还积极鼓励中医带徒弟来继承和传授中医诊疗经验。中央卫生部于 1956 年 8 月特别指出,社会各界应当以全新的眼光看待中医,不能称其为"旧医",要以全面客观的心态看待中医,给予其肯定的态度。这

---

① 中共中央文献研究室.周恩来年谱(1949—1976)上卷[M].北京:中央文献出版社,2007:507.

② 1950 年第一次全国卫生工作会议确定的工作方针尚无"卫生工作与群众运动相结合"的表述。1952 年第二次卫生工作会议召开时,在周恩来总理的指示下,增加了此项内容。参见 1953 年 1 月 4 日《人民日报》。

些政策是对中医的鼓励与认可,增加了中医的信心,证明并肯定了中医医学是中国人民的宝贵财富。

（三）关注基层护理工作人员

1957 年 4 月 3 日,中央卫生部发布了《关于改造护士工作的指示》,这个指示充分表明党和政府是非常关注战斗在临床第一线的基层护理工作人员的。护士职业素养与中国整个传染病防治工作大局息息相关。但是,在新中国成立初期,护理工作中存在不少问题,中国共产党和人民政府下定决心建立基层医疗卫生服务机构,加大培养基层卫生人才的力度,计划用三至五年时间在全国范围内培养医疗卫生人才,尤其着重培养中级医疗卫生人员,如助产士等。在初级医务人员方面,在条件允许的前提下,基层政府可以设置初级卫生人员培训班,学成后投入基层医务工作,缓解基层医疗卫生人员紧缺的问题。与此同时,政府大力推行新式医学教育,将培训中级医疗人才作为主要任务,有力地推动了基层卫生组织的发展、壮大。

（四）组织农村传染病防治工作人员

我国传染病防治工作的重点不但分布在各个城市区域,农村传染病防治工作也是党和政府关注的重点。[1] 新中国成立以后,党和政府不仅制定和颁布了相关规定、条例,还组织医疗专业人才队伍进入农村[2],召集农村传染病防治工作者,成立农村小诊所,组织好阻击各种传染病流行蔓延的第一道关卡。同时,召集农村传染病防治工作者,给人民群众开展卫生宣传与教育工作[3],保障了我国农村基层传染病防治工作的顺利开展。公社化时期普遍成立了公社卫生院,联合诊所大多转化为公社卫生院。生产大队的部分卫生员,经过培训提高为"赤脚医生",并成立生产队卫生所(合作医疗站)。到 20 世纪 60 年代末 70 年代初,就形成了以县级卫生机构为中心的

---

① 张琦. 周恩来与我国卫生防疫事业的起步[J]. 江苏卫生保健,2014,16(01):40 - 41.

② 1965 年 1 月 27 日颁布的《中共中央批转卫生部党组关于组织巡回医疗队下农村问题的报告》。

③ Liu, Yuanli. Equity in Health and Health Care: The Chinese Experience [J]. *Social Science and Medicine*, 1999,49(10):1349 - 1356.

县、公社(乡)、大队(村)农村三级医疗保健网。卫生部于 1951 年发布的《农村基层组织工作具体实施办法(草案)》,着重强调了培养大量基层卫生人员的重要性和紧迫性,按照农村医疗卫生工作的实际情况需要,可以把基层卫生人员分为卫生员、妇幼保健员(助产助理员)和护士助理员。在选拔过程中,对于不同类型的卫生人员提出具休要求。

二、医学院校教育的发展

新中国成立前,中国高等医药院校只有 38 所,中等医药学校也仅有 124 所,而且这些学校绝大多数分布在沿海大城市,大约有五分之一的学校被外国教会掌握。

1949 年新中国成立的时候,中国人民解放军已成立了 8 所高等医学院校,如表 2-3 所示。

表 2-3　中华人民共和国成立时中国人民解放军已建成的高等医学院校[①]

序号	医学高等院校	校址
1	中国医科大学	沈阳
2	长春医科大学	长春
3	华北医科大学	石家庄
4	华东白求恩学院	山东乳山
5	华东军区人民医学院	上海
6	西北军区医药专门学校	西安
7	华中医学院	南昌
8	第二野战军医科大学	南京

新中国成立后,中央开始接手管理国民党统治时期已经存在的医学高等院校。[②] 1951 年 1 月 20 日,中央卫生部开始接手管理协和医学院,以后又陆续接手管理了 500 所医学院校,如图 2-1 所示。

---

① 王冠良,高恩显.中国人民解放军医学教育史[M].北京:军事医学科学出版社,2001:68-69.
② 同上。

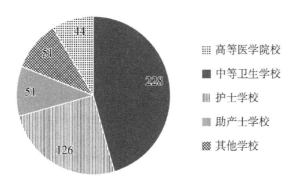

图 2-1　1951 年卫生部接管学校情况[①]

　　伴随着各项政策和计划的逐渐落地,各种规模、类型的医学院校逐渐建立起来,形成了一定的规模。这也为后期能够加大力度发展中国医学教育提供了坚实基础。1950 年 8 月,第一届全国卫生工作会议上指出,中级医学教育模式主要是培养医士,全中国医学教育要以中级为主。此后,我国对医学院校的一系列制度进行了改革,包括学制、招生等。高等医学院校统一招生并统一分配,中等卫生学院就地招生、就地培养、就地分配,明确表示需要培养德智体全面发展的医学人才。[②] 我国医学院校教育开始步入崭新的发展阶段。1949—1952 年国民经济恢复时期,我国一方面进行全国性的院系调整,一方面迅速充实师资、设备、扩大规模。1953—1957 年第一个五年计划期间,我国全面、系统地进行了教学制度、内容、方法、组织等方面的改革,统一了各级医学教育的培养目标、教学计划和教学大纲。1957 年,全国高等医药院校的专业设置发展到 6 种,中级卫生学校的专业发展到 11 种,制定和编写高、中级教学大纲 140 余种,教材 145 种,建立了大批教研室、实验室、研究室,扩建和新建了附属医院。1958 年,中国医学教育事业得到前所未有的发展。全国除西藏外,每个省、市、自治区都有了一所至数所医学院。1962 年,全国高等医药院校已经发展到 50 所,中医学院 18 所,医学专

　　① 朱潮,张慰丰.新中国医学教育史[M].北京:北京医科大学、中国协和医科大学联合出版社,1990.

　　② 同上。

科学校 15 所,中级卫生学校 229 所。各级学校结构渐趋完善,学制渐趋统一,学校教学质量逐渐提升。"文化大革命"期间,医学的教育结构和学制被打乱,大批教师被下放,医学教育遭到严重破坏。"文化大革命"结束之后,医学教育得到恢复并有了新的发展。在加速发展普通医学教育的同时,国家也大力发展在职进修教育,加强岗位培训。新中国成立以后,医学科学研究工作有了大发展,建立了从中央到地方的一批医学研究机构,独立的科研机构总共有 301 所。医学学术团体有 13 个,包括中华医学会等,与医学有关的学术团体有 25 个。全国性的重要医药学术团体还有中国药学会、中国中医药学会、中国中西医学会、中国生理学会、中国解剖学会、中国防痨协会、中国生物医学工程学会等。这些学术团体为发展我国的卫生事业、提高医学科学水平、推动各学科的学术研究起到了积极作用,并与国际学术团体开展了广泛的学术交流。

　　进行预防医学教育是非常重要的。中央卫生部于 1951 年重新制定出分为高级、中级、初级三级的医学教学制度,这种教学制度的第一要务是发展中级医学教育,大量培养卫生员。[①] 结合新中国成立初期的具体情况,产生效果最直接并且作用最明显的是预防医学初等教育。预防医学初等教育模式实施"就地培养、短期速成、学用结合、复训提高"的培养模式,详细做法是让中国农村拥有一些文化知识的卫生积极分子,通过考核以后,分期组建训练班,快速培养成不脱产的卫生防疫工作者。这些卫生防疫工作者的主要工作责任就是预防治疗生活中的各种常见疾病、传染病等。预防医学初等教育非常关注卫生防疫工作者的技术训练与实际工作能力的培养工作。据统计,我国总共培养了 94 328 名农村医生,2 729 789 名卫生员,685 740 名接生员。[②]

　　在阶梯形的新式医学教育改革的背景下,各个省市增加创办中级卫生学校,如医士学校、护士学校、助产学校等。各专署、县结合当时具体状况,

---

　　① 《新中国预防医学历史经验》编委会. 新中国预防医学历史经验(第 1 卷)[M].北京:人民卫生出版社,1991.

　　② 同上。

加快速度组建初级卫生训练班,普及卫生知识。[①] 1953 年统计数据显示,全国总共拥有公共卫生教师 311 人,其中教授 31 人,副教授 27 人,讲师 25 人,助教 128 人。新中国成立初期公共卫生学系本科生达 1.0018 万人,专修科学生达 485 人,这支专业卫生人才队伍最终成为我国传染病防治事业的中心力量。[②] 1954 年 7 月 26 日至 8 月 5 日,高等教育部联合卫生部一同举办了第一届全国高等医学教育会议,会议最终敲定了我国高等医学教育的培养目标、方针和任务,要为社会主义建设、为人民保健事业服务。[③] 在苏联医学教育和保健体制的影响下,我国有些高等医学院校于 1955 年初开始建立公共卫生学系。

　　建立完善并且适合中国发展的、具有中国特色的卫生体系,是新中国成立以来经济社会发展获得一系列重大历史成果的基本经验,也是新中国医疗卫生事业持续发展的重要支持。中华人民共和国成立初期,医疗卫生资源十分紧缺,各种传染病暴发流行。在这种情况之下,中国共产党没有直接照抄别的国家的卫生医疗事业发展模式,也拒绝使用费用较高的西方医疗体系,而是根据中国具体社会经济和医疗资源情况,按照中国实际国情开创出具有中国特色的医疗卫生事业发展道路。

---

① 中央人民政府卫生部、教育部关于发展卫生教育和培养各级卫生工作人员的决定[J]. 中医杂志,1951(1).

② 朱潮,张慰丰. 新中国医学教育史[M]. 北京:北京医科大学、中国协和医科大学联合出版社,1990.

③ 同上。

第三章

我国卫生防疫事业的
恢复与发展

十一届三中全会后，我国迎来了改革开放的春天，加速了民主与法治建设，安定了人心，保障了国家的安全、稳定、持续发展。"文化大革命"结束之后，中国共产党在拨乱反正、认真纠正"左"倾错误思想的同时，开始了对中国社会主义建设道路的新探索。

第一节 卫生防疫事业的恢复

公共卫生关系到一个国家或一个地区人民大众的健康，是通过特定的社会活动达到防控疾病、维护健康、延长寿命目标的科学与实践，事关人的全面发展和民族的兴衰成败。[①] 公共卫生体系是否健全、公共卫生实施的效果如何都影响到人民群众的健康状况，表面上看是每年疾病死亡率的高低，究其实质是国家管理成果的好坏。新中国成立后至"文化大革命"前，党和国家领导人吸取了民国及之前时期传染病防治的经验、教训，重视传染病给群众带来的危害，颁布相关法令政策，采取了一系列传染病防治措施，科学、有序地进行传染病防治工作，获得了显著的成效。由于"文化大革命"的影响，我国各方面的发展速度有所降低，阻碍了我国政治、经济、文化、科学技术前进的脚步。"文化大革命"结束后，一直到1978年，我国的医疗卫生防疫事业进入恢复期。

卫生防疫事业恢复期主要开展两方面的工作，分别是明确卫生工作的方针，坚持将公众健康与爱国卫生运动紧密融合发展。[②] 1976年至1978

---

① 李海文.中共党史拐点中的人物与事件[M].北京：中国青年出版社，2014.

② 代长彬，叶冬青，王兆良.中国共产党领导公共卫生的百年历程和宝贵经验[J].中华疾病控制杂志，2021(7)：745-748+752.

年,党和政府建立起了省、市、县的三级卫生防疫站,明确各级职责,这一批卫生防疫机构为我国卫生防疫事业的发展奠定了基础。为改变专业防疫人员不足的现状,相关部门培养了一批专业卫生防疫人员,并且提高了财政的投入比例,公共卫生工作有了很大进展。由于各级医疗机构以及基层卫生组织的建立、壮大,加之全国范围内如火如荼的爱国卫生运动,全国城乡落后的卫生面貌有了很大改善,有效防治了传染病、地方病、寄生虫病等常见疾病,保障了人民群众的身体健康。

1978年前,乡村医生的诞生是适应我国国情、在医疗卫生领域采取的应对措施,在"最优"和"最可行"的方案中选择了适合广大农民健康的"最可行"方案。政府就地培训了一大批"半农半医"的赤脚医生而非进行直接物质投入。赤脚医生本身来自公社,扎根于社员之中,能够基本解决农民的基础性就医需求。① 乡村医生当时在大队卫生室担任主要救治职务,负责卫生室的管理、运作,使农村合作医疗制度、分级诊疗制度开始萌芽,为20世纪90年代以后开展的医疗改革奠定了基调。

为解决医药匮乏的困境,政府坚持把全民医疗纳入社会主义建设的事业中,公共卫生事业以"全民化福利"为核心理念,努力构建惠及全民健康的医疗卫生体系。医药供应数量前提是满足人民基本的治疗需求,保证人民的生命质量不受外在因素的干扰,提高药物与人均需求的配比。

随着公共卫生体系和基本医疗服务体系不断健全,各级医疗机构病床数量与医护配比逐渐均衡,每年医院就诊人数逐渐增加,人民的健康水平有所提高。同时,我国逐步恢复了"文化大革命"时期被破坏的传染病防治秩序,颁布新的法令条律以应对传染病防治的复杂性、突发性及不确定性,推动国家卫生防疫事业的发展。在这一时期,不论是卫生防疫事业抑或是其他事业,都处于探索过程,历经千辛万苦,积累宝贵经验,为探寻到最适合我国国情的发展道路做好了理论和实践上的准备。

---

① 尚虎平,黄六招.新中国农村合作医疗参合率变迁研究——基于中央层面316份合作医疗政策文件的计量探索[J].中国农村经济,2020(7):99-121.

第二节　卫生防疫事业的发展

我国的传染病防治从 1978 年之后便逐渐走向正轨,初步形成了较为健全的传染病防治体系,有效控制了传染病的流行,为人民的健康保驾护航,也为现代化传染病防治体系建设提供了借鉴意义。自 1978 年到 1988 年,我国在既往传染病法律法规的基础上颁布了《中华人民共和国急性传染病管理条例》《全国卫生防疫站工作条例》《卫生防疫人员实行卫生防疫津贴的规定》《关于加强县卫生防疫站工作的几点意见》等法律法规,完善了卫生防疫工作中的程序,发挥了卫生防疫在预防控制传染病中的作用与责任,强化了卫生防疫体系的社会职能,极大提高了卫生防疫机构在社会上的地位和影响力。[1] 这些法律法规促进了卫生防疫事业,尤其是基层卫生防疫部门的恢复与发展,不仅体现在数量上的增加,更使卫生防疫事业过程中的工作质量、内部的管理、防疫人员素质都超过了"文化大革命"前的水平。

十一届三中全会的胜利召开,促使教育领域迎来发展转机,恢复原有活力。公共卫生事业也在恢复、发展壮大,其中,恢复研究生招生、扩大研究生招生规模、建立和实施研究生学位制度、研究生教育成为独立的高等教育层次[2],是人才强国战略的重要一步。医学专业招生规模扩大,医疗队伍不断壮大,为医疗机构、公共卫生机构注入了新的活力。

改革开放以来,中国的卫生事业取得了显著成就,覆盖城乡的医疗卫生服务体系基本形成,疾病防治能力不断增强,医疗保障覆盖人口逐步扩大,卫生科技水平迅速提高,人民群众健康水平明显改善,居民主要健康指标处于发展中国家前列。[3] 从量的方面来看,我国的医疗机构数量增加、仪器精

---

[1]　刘雪松. 中国共产党在不同历史时期领导颁布的防疫法规[J]. 党史文汇,2020(4):32 - 38.

[2]　王战军,乔刚. 改革开放 40 年中国研究生教育的成就与展望[J]. 学位与研究生教育,2018(12):7 - 13.

[3]　中共中央　国务院关于深化医药卫生体制改革的意见[C]. 北京:中国康复医学会第七次全国老年医学与康复学术大会资料汇编,2012.

密度提高、医护人员数量与素质日益提高、人民的预期寿命延长；从质的方面来看，全国各族人民在党的领导下，享受到了时代变化带来的幸福生活，感受到了中国特色社会主义道路建设过程中质的变化，深刻明白坚持中国特色社会主义是实现中华民族伟大复兴、建设社会主义现代化强国的唯一正确路径。

第四章

我国传染病防治事业的改革与快速发展

第一节 《中华人民共和国传染病防治法》的颁布

一、我国首部《传染病防治法》颁布的历史背景

新中国成立后,中国共产党和政府高度重视传染病防治工作。1951 年 9 月,毛泽东主席亲自起草了《中共中央关于加强卫生防疫和医疗工作的指示》。随后,党和政府提出了"面向工农兵、预防为主、团结中西医、卫生工作与群众运动相结合"的方针。"面向工农兵"代表了党开展公共卫生工作的立足点和落脚点,这也是我国公共卫生工作能够顺利展开、获得成功的根本原因,充分体现了"以人为本"的思想理念。后又提出以"以农村为重点"的工作战略,这都是符合我国国情的重要选择。我国传染病防治工作主要采取以"预防为主"的方针,组建了专业的、全国性的各类卫生防疫机构,在全国范围内广泛发动人民群众和医务工作者,传染病防治工作得到有力开展。在传染病防治管理方面,党和国家一直很重视传染病法治建设,传染病防治的相关法律法规也陆续问世。《传染病管理方法》和《中华人民共和国急性传染病管理条例》对我国的传染病防治工作起到了积极的促进工作。此外,各种传染病防治运动,如防麻风、防天花、"讲卫生"、"灭四害"等卫生运动开展得热热闹闹;针对传染病防治工作,组建了传染病防治中央领导小组和各级传染病防治组织。这些切实有效的防治举措使新中国在成立初期的防治工作取得了显著成就。

以前老百姓们谈之色变的一些传染病,如血吸虫病、天花、鼠疫、霍乱、麻疹、流行性乙型脑炎、流行性脑脊髓膜炎等,在多种防治举措的协同管理

下,对民众健康的危害逐渐减少,威胁性逐渐降低,发病率下降明显,有的传染病甚至得到了消除。[①] 我国消灭天花的时间领先了全世界十多年,消除古典型霍乱的时间也很短。随着卫生技术的发展和人们卫生意识的提高,计划免疫在全国得到了全面推广,我国人民,尤其是新生儿及儿童,因感染传染病而死亡的人越来越少。我国人均预期寿命增长显著。这些显著战绩,充分彰显了中国共产党以人民为中心的原则和我国社会主义制度的优越性。

但是,传染病病原体在人类社会快速发展的同时,也在不断地变异,不断涌现出新的传染病,不同程度地影响着人们的健康、生产和生活。例如,1981 年在美国发现了艾滋病后,仅仅几年的时间,艾滋病病毒已经蔓延到了 138 个国家或地区,报告到世界卫生组织的感染人数达到 14 万人,感染死亡率约 50%,成为对人类健康威胁比癌症还大的一种疾病。在近代医学史上,第一次有一种疾病能够迅速引起广泛的社会关注和世界各国卫生组织的高度重视。1988 年,我国上海地区暴发了流行性甲型肝炎,发病总人数达 31 万多人。据卫生部统计年鉴记载,1985 年我国传染病感染人数9 035 567 人,死亡人数 20 732 人,因传染病致死的不到 0.23%。[②] 事实证明,这一时期我国的传染病防治工作进展顺利、成效显著,在传染病法治建设方面也有所建树。

不过,在 20 世纪 80 年代,我国仍然处于社会主义初级阶段,经济、文化发展很不平衡,科学技术水平还普遍不高,传染病防治工作有所停滞,未能有效改善传染病流行的情况,潜藏的传染病威胁随时可能暴发,因此仍不容放松警惕。人们的身体健康和生命安全不能得到有效保障,甚至某些已经灭绝的传染病也呈现死灰复燃的迹象。据卫生部统计年鉴记载,1980—1988 年我国性病的发病人数为 140 万人,其中仅 1988 年患上性病的患者就高达 56 多万人。

---

① 夏忻,姜贵盛.关于《传染病防治法》的若干研究[J].山东医科大学学报(社会科学版),1992(1):18-21.

② 《中国卫生年鉴》编辑委员会.中国卫生年鉴(1985)[M].北京:人民卫生出版社,1986.

到了 20 世纪 80 年代后期,我国的卫生法制体系已基本得到了恢复,卫生立法工作开始重点关注"病"①,传染病防治工作成为重点工作。为此,在卫生部的领导之下,1985 年 10 月成立了《传染病防治法》起草小组,国务院法制局和人大常委会法制工作委员会参与工作指导。经过学习参考国外传染病防治法律规范,深入重点问题调查,多次征求相关意见,反复讨论并修改,经过 3 年零 4 个月,我国关于传染病的第一部法律——《传染病防治法》公开面世,这标志着我国的传染病防治工作进入了全新时期,也对此后的传染病防治工作产生了深刻的影响。

1989 年的《传染病防治法》是中华人民共和国成立以来第一部全面针对传染病防治工作的卫生法。它的颁布有力保障了人民身体健康,有利于维护社会稳定和经济的长期向好发展。它是一部非常重要的法律,标志着我国的传染病防治工作由此全面进入了法治轨道。②《传染病防治法》是在 1978 年国务院颁布的《急性传染病管理条例》的基础上修订完善的,一共有 7 章 41 条,不仅有严谨的结构、清楚的条理,而且用词准确,文字简单明了,并具有以下特点:

（一）对以往经验进行总结

总结了我国 30 多年以来的传染病防治工作经验。《传染病防治法》的目的在于:对传染病进行预防、控制和消除传染病的流行、保障人体健康安全;国家要以"预防为主"为工作方针,进行防治结合。《传染病防治法》很好地体现了我国的制度优越性,并且通过实践证明了我们的道路方针的可行性、正确性,并且应当继续坚持下去;将传染病划分为甲、乙、丙 3 类共 35 种法定传染病,建立监督机构和专业队伍,确切划分相关法律责任,并且要做到违法必究。各级政府卫生行政部门的统一监督管理能力和工作开展能力得以发展和提高,从而能在相关部门监督管理下减少违法,有利于预防、控制、消除传染病。

---

①　汪建荣.30 年卫生立法的发展进程[J].中国卫生法制,2009,17(01):8-9.

②　陈敏章.认真执行《传染病防治法》——卫生部部长陈敏章在《中华人民共和国传染病防治法》贯彻实施工作会议上的总结讲话[J].中国社会医学,1989(6).

（二）调整了传染病病种的管理范围

《传染病防治法》规定管理的传染病总共有 35 种，与之前的《条例》相比有所调整。这次调整，把被认为危害人民健康安全较重的急慢性传染病全部列入管理。依法管理得好，传染病对我国人民健康的威胁就必将大大减少。《传染病防治法》还增加了国务院可以增减甲类传染病病种的权力，国务院卫生行政部门可以据情况对乙、丙类传染病病种进行增减。

（三）按类别分类管理

将纳入依法管理的 35 种传染病，划分为甲、乙、丙类进行分类管理。甲类一般为具有强传染性、感染病死率高、如未能及时发现病毒并采取相应防治措施就会很容易引起暴发流行的传染病。依法可强制执行此类传染病的一切防治措施。乙类相对于甲类传染病的危害性稍小，但依然要求对此类传染病按防治方案严格执行。丙类传染病只需要在规定的监测区域内进行监测管理。监测区可根据传染病病种不同而设定，以提高疫情报告质量，提高传染病防治工作的效率和质量，还可以将防治经验进行推广。

（四）明确界定了政府的责任

卫生防病工作具有很强的社会性，牵动着社会各个方面的工作。政府有多大的号召力，就多深地影响着各个方面的力量调动与协调。《传染病防治法》中明确界定了各级政府在传染病防治工作中的义务与责任，提出政府可进行规划、指挥、决策，但绝不可以替代卫生等部门行使其业务权力。这对今后传染病防治工作的深入开展，起了深远的影响。

（五）指定政府各级卫生行政部门为法律执法机关

针对传染病的防治工作，《传染病防治法》第 5 条作出了由各级政府卫生行政部门行使统一监督管理权；第 32 条规定了各级政府卫生行政部门行使监督管理职权；第 35 条规定了县级以上政府卫生行政部门可对违反《传染病防治法》的行为责令限期改正，甚至可以对违法者处以罚款处置。为了便于开展监督工作，各级政府卫生行政部门可依法设立传染病管理监督员和传染病管理检查员队伍。这些规定都充分说明《传染病防治法》的主要执行机关是各级政府卫生行政部门。此外，如果当事人对罚款决定表示不服，根据第 36 条规定,可以向上一级卫生行政部门申请复议。若当事人对判决仍表示不服的,可以直接向法院提起诉讼。对逾期不申请复议的,或者是既不提起诉讼又不履行的当事人,可以由相关卫生行政部门申请法院强制执行。这些立法说明传染病防治工作管理从此踏上了法治化的道路。

（六）可强制执行

《传染病防治法》是与传染病有关的首部法律。法律具有强制性,要求人人必须遵守;为了创造更好的防治工作条件,法律规定公安部门在某些情况下可以进行强制隔离措施;当地政府有权紧急采取某些强制性的行政措施;在政府宣布为疫区后,可采取紧急措施,还可以进行卫生检疫和封锁。法律的强制性、约束性,在很大程度上对贯彻与落实传染病防控措施起了制度保障的作用。

（七）坚持以大卫生观念作指导

传染病的防治工作与国家政治、经济、社会的发展紧密相连、同步发展,需要全社会的共同努力。只有当国家和社会各组织统一联系起来,才能更好地加强传染病防治工作,为人民的健康保驾护航,维护社会安定。大卫生观念的提出,是直接与我国现有传染病的预防、控制和消除工作有关的。大卫生观念在《传染病防治法》中充分地体现在"传染病预防""疫情报告、通报和公布""疫情控制"这三章的条款中。全社会的传染病防治任务以法律形式加以规定,规定大家各尽其责,须在政府的统一领导下协调行动。这样,传染病对人民健康的威胁才能得以减轻,消除传染病的进程才能大大缩短。

（八）立法思想具有前瞻性

推动全社会传染病防治工作,必须有"超前思想"作指导,不能仅局限于应对当前,还要思考未来的事,要考虑到未来社会发展和卫生防疫部门的发展。例如,即便当时不是每个市都有传染病医院,但第 11 条规定市、市辖区、县均要设立传染病医院,或者指定的医院须设立传染病门诊和传染病病房。这一条就站在未来的高度,为防治传染病指明了方向。在此推动下,全国各县、市辖区逐步增建了传染病医院或在指定医院设立了传染病门诊和病房。第 13 条还规定供水单位供应的饮用水必须符合国家规定的卫生标准,供水单位必须克服困难,突破技术难题,加快饮用水质量标准化的进程。

总的来说,《传染病防治法》的颁布是我国传染病防治工作中一项具有里程碑意义的大事,对我国传染病防治工作的开展起到了重要的推动、深化作用,在保护人类健康方面起到了它应有的作用。[①]此后,越来越多的卫生法律开始问世,有许多仍沿用至今。

二、《传染病防治法》的调整和完善

鉴于我国防治传染病取得的成功经验和未来预期,1989年我国颁布的《传染病防治法》和之前颁布的《传染病管理办法》《中华人民共和国急性传染病管理条例》相比,进行了比较大的调整与完善。

（一）强化了各级政府在传染病防治工作中的责任

之前的《传染病管理办法》和《中华人民共和国急性传染病管理条例》仅对各级政府规定了督促、指导和检查传染病防治工作,而《传染病防治法》对政府责任进行了强化,以法律形式规定社会各部门应承担的传染病防治任务,有效约束,充分发挥政府领导下对传染病防治工作的社会综合治理。

（二）扩大了防治传染病病种

《中华人民共和国急性传染病管理条例》规定了二类、25种急性传染病,《传染病防治法》则扩大为甲、乙、丙三类,共35种法定传染病,各种急、慢性传染病和寄生虫病等列入依法防治的传染病病种,从覆盖面来说,更加广泛地包含了预防控制的病种,更加有力地保障了人民群众的生命健康,有利于促进社会生产力的发展。

（三）更严格的传染病管理实行措施

《传染病防治法》是依据所列入传染病的危害、传播速度、防治对策、国际惯例等情况,把35种法定传染病划分为甲、乙、丙三个类别。对鼠疫和霍乱等甲类传染病,实施强制管理措施,遇到执行阻力可采取强制执行。对

---

① 李世明.《中华人民共和国传染病防治法》在管理上的特点[J]. 中国公共卫生管理,1989(03):55-57.

22 种存在广泛且危害较严重的乙类传染病,实施严格管理。乙类传染病中的艾滋病、肺炭疽等病种,因其传播速度较快、危害较大,其中部分防治措施按甲类传染病实施强制管理。

(四)阐明了单位和个人在传染病防治工作中的权利和义务

《传染病防治法》规定了单位和个人在传染病防治管理中的权利和义务,同时,对在我国境内的外国人也作了明确的法律约束,并且对违反该法律的单位和个人的处罚责任进行了规定。《传染病防治法》还规定,发现突发、重大传染病时,应及时、如实通报和公布疫情,全社会各方面动员起来,强有力地防治传染病。

《传染病防治法》是对传染病防治管理和监督体制的完善,预防措施比之前更全面、更有效,明确规定各级政府卫生行政部门对传染病防治工作进行统一监督管理,用法律权威来明确社会及卫生部门、医疗机构在传染病防治工作中应尽的责任和相互关系。①

三、《传染病防治法》的主要特点

我国第一部《传染病防治法》的制定是对我国在新中国成立至 1989 年间防治传染病经验的总结,具有显著的中国特色。

(一)法律主体具有行政性质

国家行政机关是《传染病防治法》的法律主体,具有很强的行政性质。法律关系的主体包含权利和义务主体,法律关系的客体是广泛复杂的。我国公民、机构和组织、国家是能够参与法律关系的三个主体。法律关系的客体具有广泛性和复杂性,《传染病防治法》中规定的 35 种法定传染病属于特殊客体。各级政府卫生行政部门在《传染病防治法》中,被赋予对传染病防治工作实施统一监督管理的权利。这反映了传染病防治工作的特点——覆盖范围广、难度大。传染病防治工作的顺利进行不能仅仅依靠各级政府卫

---

① 李广德.传染病防治法调整对象的理论逻辑及其规制调适[J].政法论坛,2022,40(02):150 - 163.

生部门,更需要社会力量的共同努力、配合。鉴于我国当时的传染病防治工作还存在着监督与监测二者区分不明的现象,我国亟须建立系统、清晰的卫生监督体系,以加强卫生行政监督执法力量。①

（二）指导性地位

《传染病防治法》在整个传染病防治法制体系中处于指导性地位。这里所指的指导性地位并不是与其他法存在"母法"关系。传染病防治的监督管理等方面与社会多个层面关联紧密,例如《传染病防治法》与《药品管理法》《食品卫生法（试行）》《公共场所卫生管理条例》等法律法规在内容上有重合和交集的地方。《传染病防治法》与其他卫生法律都是由全国人大常委会制定的,二者属于平级关系,而不是"母法"和"子法"的附属关系。继《传染病防治法》颁布之后,国务院又出台了《传染病防治法实施办法》,用以规范全国的传染病防治工作。当时,发达国家针对传染病的不同病种已制定了专属法律,传染病的防治工作可依据不同的法律规范进行分化。而我国仅有的一些行政规章尚未进一步单独分化传染病方面的法律。因此,加快我国传染病防治的立法工作,对传染病管理进行法律分化,根据传染病的特性来具体实施防治措施,保障传染病防治工作,是我国传染病防治发展须解决的题中之义。

（三）调整的法律关系复杂

《传染病防治法》调整的主要法律关系,是针对法律主体在贯彻执行该法的过程中形成的权利和义务二者关系,规定各级政府卫生行政部门所有的权利和应尽的义务。权利和义务不可分离,是相互存在的。卫生行政部门依法享有的权利有形成权、监督管理权和处罚权②。

《传染病防治法》是我国传染病防治领域的专门法律,是由全国人大常务委员会制定的,规定各级政府有权采取措施防控传染病的流行暴发③。当各级政府在行使行政权、监督管理权与处罚权的时候,法律关系的主体就

---

① 卢勤忠.论传染病防治犯罪的立法完善[J].政治与法律,2003(4):84-89.
② 孔东东.卫生法学[M].2版.北京:高等教育出版社,2011.
③ 傅虹桥.新中国的卫生政策变迁与国民健康改善[J].现代哲学,2015(05):44-50.

是各级政府。

（四）预防为主

坚决贯彻执行以"预防为主"的主要方针。《传染病防治法》明确要求以"预防为主"为方针，开展防治工作，传染病的防治是每个公民应尽的义务。因此，我国所有机构组织和个人，都必须接受并全力配合有关机构或组织关于传染病防治的巡查工作、传染病检验工作或传染病防控措施。另提出所有单位和个人均有向有关机关举报、控告违反《传染病防治法》行为的权利。可以看出，《传染病防治法》将全民的传染病防治义务写入法律条文之中，具有中国特色。

（五）重视激发个人和单位的积极性

走群众路线，紧密联系群众，是中国共产党取得胜利的四大法宝之一。中共中央和中央政府团结带领全国各族人民，在与传染病长期的抗争中，总结出革命成功就必须要发动群众、依靠群众的历史经验。[①] 传染病防治工作的开展需要人民群众的积极配合，要开展传染病防治相关的宣传教育工作，让更广大人民群众获益；要讲明传染病的流行过程和后果，用简单易懂的语言向群众宣传普及更多传染病相关的防控措施，以此提高广大人民群众在与传染病作斗争的过程中的积极性、自觉性。积极参与传染病防治，是我国公民应履行的法律义务，也是我国公民保障自身健康安全的不二选择。人民群众是防治传染病工作中最广泛深厚的基石，各级政府与职能部门应该紧密依靠群众，带领、发动广大群众，互相配合，共同努力抵御传染病的侵袭，只有这样，我国的传染病防治工作才能快而稳地开展。

（六）各部门要齐抓共管

国际上，很多国家的传染病防治采用政府专门机构或民间机构负责的方式，容易导致人力和物力资源的缺乏，阻碍传染病防治工作的有序进行。我国借鉴、吸取国外经验教训，将工作交由各级政府总体负责。统一管理的

---

① Schwartz, J. and R. G. Evans et al. Evolution of Health Provision in Pre-SARS China: The Changing Nature of Disease Prevention [J]. *China Review—An Interdisciplinary Journal on Greater China*, 2007, 7(1):23.

好处就是能充分聚集人力和物力各方有用资源,更有效地开展传染病防治工作。当全国性疫情暴发流行时,党中央和人民政府能够一声令下,汇集各方力量,集中解决其他国家政府不能独自解决的大事,这是其他制度无法比拟的。我国还有一些专门从事传染病防治的专业机构,同样颁布了许多关于传染病防治的规章制度,但它们都要受各级政府的卫生行政部门管理监控。这就形成了以政府为主导、传染病防治专门机构为辅,各部门紧密联合、齐抓共管的传染病防治模式。[①]

四、《传染病防治法》颁布的重要意义

1989 年颁布的《中华人民共和国传染病防治法》,是我国关于传染病防治的首部专门法律,它的诞生对我国的传染病防治工作产生了深远影响。

首先,它的制定是一件具有划时代意义的事情,从此以后我国传染病防治工作开始迈向有法可依的法治时代,再也不是无法可依、无据可查。它的制定是参考了国际有关法律法规,结合了国际上传染病防治基本原则,最终制定出符合我国具体国情的法律。《传染病防治法》总共 7 章 41 条,内容全面,体系完备,弥补了我国传染病防治工作立法的空白,是对我国传染病防治思想的吐故纳新。《传染病防治法》不仅在思想、原则、措施等方面与国际接轨,还符合我国传染病学科的发展趋势,具有前瞻性。它是我国长期以来防治传染病所累积的丰富实践经验的结晶,是我国人民抗击传染病、进一步促进人民健康的有力法律保障。

保障广大人民群众的生命健康和有效防控、消除传染病的发生与流行,是颁布《传染病防治法》的根本目的所在。根据我国传染病的具体情况,把在我国发病率高、危害大且容易大范围流行的 35 种传染病列入法律监管,明文制定了 35 种疾病所对应的预防、控制与消除规范。任何机构或个人都不得违反该法律,如有违反都将受到严厉的法律制裁,承担相

---

① 李玉荣.改革开放前新中国公共卫生事业的发展及其基本经验[J].理论学刊,2011(3):51 - 55.

应的责任。① 它具有极大的约束性,人人必须遵守,这样便有利于充分调动社会各方力量与传染病作战的积极性,并且提供法律依据与保障。

《传染病防治法》的出台开创了综合治理、齐抓共管的传染病防治新局面。《传染病防治法》要求政府与职能机构形成统一领导、综合治理、齐抓共管的传染病防治法制体系,各级政府依法拥有领导、监督与实施措施等权利来开展传染病防治工作,保证传染病防治工作能顺利、高效产出。

自《中华人民共和国传染病防治法》实施之日起,我国卫生立法开始了飞速发展的 10 年。国家随后颁布了《执业医师法》等 5 部卫生领域的相关法律。20 世纪 90 年代又出台了《传染病防治法实施办法》《中药品种保护条例》等行政法规 9 个。从 1989 年到 1999 年,我国颁布的专门的医疗法律和法规虽然数量上不多,但却意义重大。如《执业医师法》的颁布是我国第一次从法律的角度明确规定医师应尽的职责和医疗机构的服务宗旨。一系列法律法规的颁布,提高了医疗活动的管理规范层次,健全了医疗管理机制,更好地保障了病人的权利。

这一阶段的卫生立法有四个主要特点。一是倡导和谐安全的医疗环境。如法律规定从事医疗诊疗活动的单位或个人必须具有《医疗机构执业许可证》;阻碍医师执业、辱骂医师等不法行为,都将被依法追究刑事责任。二是依法约束医疗不法行为。如法律规定执业医师必须本人亲自诊察病人后才可出具医疗诊断书。三是更加强调保障病人权益。如法律规定须征得患者及其亲属知情同意后,医疗机构才可以实施手术或治疗。四是重视医务人员工作积极性的调动。如国家对医务人员采用的一系列激励制度,法律法规进行了详细规定与解释。②

总而言之,正是卫生立法的快速发展,为以后的卫生改革进行了很好的探路,对卫生立法的基本框架形成产生了重要影响。经过恢复、重建卫生立法的基本框架,丰富卫生立法内容后,我国卫生立法的布局已基本建成。

---

① 魏建,张昕鹏,余晓莉.传染病阴影下的行为机制与最优预防—对立法的建议[J].浙江学刊,2004(7).

② 汪建荣.我国卫生立法的回顾和展望[J].中国医学人文评论,2010,3(00):10-13.

1978 年至 21 世纪初,我国卫生立法工作经过了快速发展时期,开始向综合平衡发展时期转变。至 2008 年,我国卫生法系统新出了 4 部法律,19 个行政法规。2009 年以后的卫生立法不同于前两个阶段,主要任务是对法律制度的创新,有多个具有里程碑意义的第一。

在《传染病防治法》还没有颁布前,我国在传染病方面还没有任何一部基本法律,更谈不上防治立法的系统性和全面性。1989 年《传染病防治法》颁布之后,明确了部门监管责任和行使行政职权的法律依据,推动了传染病防治工作不断向前发展,是我国传染病防治法制建设史上开启新征程的重要标志。①

第二节　深化卫生体制改革

一、医疗卫生行业概况

医疗卫生行业是指为全社会提供医疗卫生服务的行业。防治疾病、保障人民健康、提高人民健康水平是医疗服务业最重要的基本功能。医疗卫生服务业是为提高人民素质和科学文化水平服务的部门,在我国属于第三产业的第三层次。医疗卫生服务业是经济增长的重要保障,它始终服务于维持、改善与促进人民大众身体健康状况,与人们的生命健康和生活质量息息相关,直接影响每个公民的切身利益。医疗卫生事业的发展关系民生,至关重要。作为现代服务业的重要组成部分,医疗卫生服务业既有服务业的共性,也有其自身独特的个性。

（一）公益性

在我国,人人享有最基本的初级卫生保健,体现了社会平等权利。即使患者无力支付必要的费用,按照公认的道德准则,仍然可获得生存权。

---

① 孙芝军,田英杰. 传染病防治法在法律体系中的地位及其法律关系的特点[J]. 中国公共卫生管理,1993(4):227 - 230.

（二）信息不对称性

消费医疗卫生产品和享用医疗卫生服务，大多数是针对个人的，服务价格受市场的边际法则决定。但是医疗卫生服务的特殊性在于其具有极强的专业性，医生具有极强的信息优势，如疾病诊断、治疗方案的制定与选择、疗效的判断等，患者获得的信息则较少。患者为了获得治疗，与医生形成了委托—代理关系。双方信息的不对称可能使患者没有能力搜寻最低价格，这样往往限制医药卫生市场中的价格机制发挥正常的作用。

（三）具有垄断性的可能

医疗卫生服务业不同于其他服务业，首先，准入壁垒最高，有技术、政府和行业壁垒；其次，服务差异性很高，各层次机构提供的医疗卫生服务水平高低不一，提供的服务往往具有不可替代性，在竞争市场上具有较强的市场优势；再次，患者多会选择就近就医，医疗卫生单位可因地域因素在一定范围内获得市场垄断性。医疗卫生服务业在世界各国被公认为非常特殊的行业，因此大多数国家都有政府参与。我国现有医院中，公立医院也占大多数。

目前，我国医疗卫生服务业主要由医院、疾控中心、医药研究机构等各类各级医药卫生机构组成，医院是其最重要的主体。医院拥有大量的医疗卫生资源，是防病治病的主体部门，国家卫生福利政策通过它来实现。一个医疗卫生机构提供医疗卫生服务产品的水平是由医疗卫生服务资源决定的，包括数量、质量、结构和配置的状况。医疗卫生服务资源是医疗卫生服务业实现健康保障功能的基础。[①]

二、卫生体制改革的历史背景

医疗卫生保障制度是关系每个公民切身利益的重大民生问题，是人类生存权、健康权、发展权的重要保障。健康权是人人需要且不可或缺的一项基本权利，健康权利的享有直接关系到社会的稳定和国家的长治久安。

---

① 陈文玲.透视中国——中国医药卫生体制改革[M].北京:中国经济出版社,2015.

1949 年至今，我国的基本医疗卫生制度的改革经历了发展、探索、深化三个发展时期。

新中国成立后，我国公共卫生事业得到极大的发展，各基层卫生组织纷纷建成，公共卫生服务成为工作重点。在当时社会经济发展水平偏低的背景下，经过各方努力，保证了我国绝大多数人享有最基本的医疗服务的权利。在此之前存在的缺医少药、传染病肆虐的现象得到大力改善，广大人民群众的健康水平得以提高。但新中国成立初期，我国受苏联的影响，采取计划体制下的运行模式，存在很多问题。至 1979 年，医疗卫生体系主要存在两个问题：一是短缺与浪费同时存在，资源利用率不高，集中表现在"看病难、住院难"问题；二是医院效率低，医护服务态度比较差。在社会各行各业进行大改革的同时，卫生发展也需与经济和社会发展同步，医疗改革呼之欲出。1978 年，十一届三中全会的召开标志着中国的改革开放正式开始，医疗卫生的改革也随之起步。1949 年至 1979 年，中国卫生体系的基本建立为之后的医疗改革打下了基础。

1985 年，国务院批准转发了卫生部起草的《关于卫生工作改革若干政策问题的报告》，中国的医改正式拉开序幕。报告中指出，卫生事业必须改革，卫生政策要放宽，卫生政权要放手，多方集资，开阔路子，搞好卫生工作。1992 年，党的十大确立了要对中国经济进行社会主义市场经济体制改革，卫生系统也开始走向市场经济。这一时期政府的基本做法是"只给政策不给钱"，卫生部提出的"建设靠国家，吃饭靠自己"的方针得到了社会的高度认可，并在全国范围内迅速全面推行。2000 年，国务院颁布《关于城镇医疗卫生体制改革的指导意见》，我国各级各类医院开始了改革。进入 21 世纪之后，"看病难、看病贵"问题凸显，特别是 2003 年的 SARS 疫情再次暴露了中国公共卫生的缺陷及问题。国家卫生部门开始对中国既定卫生政策进行反思总结。2006 年 10 月，十六届六中全会通过《中共中央关于构建社会主义和谐社会若干重大问题的决议》，把"加强医疗卫生服务、提高人民健康水平"确立为我国全面建设和谐社会的目标，成为我国全面建设小康社会的重要方面。健康的获得是经济社会和人的全面发展的基础，维护广大人民群众的健康公平就是实现社会公平正义的前提。

2009 年,《中共中央、国务院关于深化医药卫生体制改革的意见》(简称《意见》)出台。该意见指出了"为人民健康服务"的价值导向,还将基本医疗保险体系改革、建立并改革国家基本药物制度、健全基层医疗卫生服务体系的改革、促进基本公共卫生服务逐步均等化的改革和推进公立医院改革列为四年内的五项重点改革,并且大幅提高财政资金支持。经过努力,基本医疗保险制度实现了城乡居民全覆盖,我国成为世界上健康保健制度覆盖人口数量最多的国家,全国健康保障安全网建成,基本医疗卫生的可获得性和医疗服务水平明显提高,公众医疗费用占比减少,"看病难、看病贵"问题在一定程度上得到缓解。国家把基本医疗卫生相关制度作为面向大众的公共产品提供给广大群众;制定制度和执行政策以"人人享有基本医疗卫生服务"为中心点,通过初步形成制度框架,再到制度的健全、完善以及基本药物供应保障制度的规范都始终坚持公益性,把为全体社会成员提供优质、低廉、有效、安全的基本医疗卫生服务作为奋斗目标。要坚持保障人民群众最基本的生命健康权,政府要运用手中的权力来缓解"看病难、看病贵"问题,从而满足社会公众对基本医疗卫生服务的需求,最终提高人民整体健康水平。①

人民健康权利的享有,是当代政府需考虑的必答题。中国医改的成功和人人均可公平享有健康的权利,大幅度提高了我国公民整体健康素质水平,促进了整个国家的繁荣昌盛。经济社会的蓬勃发展也离不开人民健康权利的享有。只有不断完善一系列卫生医疗制度和医疗保障制度,才能实现人民获得健康权利均等化,维护人民切身利益,维护社会公平正义,真正做到为人民服务。

但是,随着改革的不断深入,也暴露出许多问题。中国卫生事业的整体发展水平与社会公众日益增长的健康需求形成了冲突,卫生资源配置不均衡,卫生事业发展不平衡,城乡、区域卫生水平差距较大;基层卫生服务机构

---

① 张国华,尚鹏礼.浅谈我国农村医疗改革中的社会公平问题[J].现代商业,2009,23:103.

的服务能力不足,不能满足居民就近就医的需求,整个医疗系统形成了大医院和基层医疗卫生机构就诊量严重不均的局面,医疗资源利用不均衡,基层医疗资源利用率较低;基本医疗保险制度建设仍不健全,三大医疗保险制度的分割造成了人们无法公平地享有健康保障;另外,基本药物供应保障体系改革还不完善,医院和政府双方都存在着缺陷,共同导致了人民群众看病贵的问题。各种问题的累积造成了"看病难、看病贵"问题,严重阻碍了和谐社会的建构和"以人为本"的科学发展观的贯彻,与党的"立党为公、执政为民"的执政理念不符。[①]

党的十八大以来,以习近平同志为核心的党中央,把维护全民健康作为全面建设小康社会的长远发展目标,提出了"推进健康中国建设"的宏伟蓝图。第十三个五年规划提出了健康中国的建设,深化医药卫生体制改革,控制药品价格,建立覆盖城乡的基本医疗卫生制度。[②] 2016 年 3 月 5 日,时任国务院总理李克强在作《政府工作报告》时表示,协调推进医疗、医保、医药联动改革。[③] 由于三大医疗保险制度在运行中存在"割裂化"的现象,这一制度性缺陷将会阻碍制度整体的深入推进,损害医疗服务的公平性,降低制度的运行效率。因此,进行"三医联动"改革,既符合国家的政治意志,又是推动持续深化改革的重要内容。

反观我国的基本医疗卫生制度建设历程,发现体制机制性问题以及制度运行的障碍因素会阻碍我国医改的持续深化,影响医疗卫生制度发挥其作用以及人民均等享有健康权。医疗卫生制度改革的本质就是要让人民大众公平享有健康权利,通过铲除障碍性因素,实现公民健康权利的均等化。十八大报告中也再次强调"健康是促进人的全面发展的必然要求"。从当代世界发展史可以看出,在社会经济快速发展后,各国都在努力实现经济成果

---

① 和经纬,苏芮.试验性治理与试点嵌套——中国公立医院改革的政策逻辑[J].社会保障评论,2021,5(04):51-69.

② 财新网.中共十八届五中全会公报[EB/OL].[2016-3-1].http://www.caixin.com/2015-10-29/100867990_all.html#page2.

③ 东方财富网."三医联动"首次被写入政府工作报告[EB/OL].[2016-3-1].http://mt.sohu.com/20160307/n439596162.shtml

的转化,转化为国民福利是每个国家的必经之路,公平健全的卫生保健制度能够极大增进国民健康福祉,这已受到国际社会的公认。

三、中国卫生改革历程

我国的医药卫生保障体系在结构、功能和管理模式上,有着独特的中国特色,中国"医改"尽管成效显著,但卫生事业的发展仍然较经济和其他社会事业的发展缓慢。随着我国经济发展和社会进步,人民生活水平日益提高,人民对提升生活质量的意愿不断增强,过去的医疗卫生服务质量和服务效率已经不能满足人民日益增长的健康需求。提升人民健康水平成为社会日益关注的焦点问题。因此医疗卫生体制改革须紧跟经济体制改革,不断推进,不断创新。我国基本医疗卫生制度从最初提出的"人人享有初级卫生保健"的目标,到后来随着民众健康需求的增强,提出"人人享有基本医疗卫生服务"的目标,说明政府责任在不断增强,相关制度的保障也逐渐在回归。[①]我国的卫生改革分为新中国成立至1979年的起步发展时期、20世纪80年代初开始的探索改革时期和2003年以来的深化改革时期这三个时期。

（一）起步发展时期（1949—1979年）

我国最早的基本医疗卫生制度的实践开始于新中国成立初期。1949年新中国成立初期,我国的经济体制和治理模式采取高度集权模式,卫生体系在宏观上受政府统一规划、管理和发展。1950年在第一届全国卫生会议上,为了解决国民基本健康问题,提出以"面向工农兵、预防为主、团结中西医、卫生工作与群众运动相结合"为四大方针的大卫生运动。1951年原卫生部颁布发行的《农村卫生基层组织工作具体实施办法（草案）》指明了新中国成立初期的基本医疗卫生服务内容,1952年又在前一年的基础上增加了"与群众运动相结合"的方针,强调动员全社会共同开展公共卫生工作。我国基本医疗卫生制度的建立进入萌芽阶段。这一时期,由于当时国家财力

---

① 陈竺,高强.《走中国特色卫生改革发展道路,使人人享有基本医疗卫生服务[J].求是,2008 (01):35 - 38.

和卫生事业处于刚起步阶段,做出了以下具体改革。

第一,在经济政策上,对公立医院、诊所和防疫机构,政府提供建设经费和人员经费,免征实收。通过政府补贴、价格和药品加成来补贴公立医院和诊所,但是价格由政府管控。免费提供对人类健康危害重大的传染病控制服务,如 1950 年开始免费计划免疫牛痘疫苗和卡介苗,1966 年开始免费对吸血虫病病人检查和医治等。

第二,在体系建设上,发展城乡基层医疗卫生机构。1952 年,中国 90% 的地区已覆盖了县级医疗机构;1953 年建立了省、地(市)、县三级防疫站;1965 年,为了改变医疗资源分布不均衡,毛泽东主席根据农村、城市医疗资源不均衡的问题,提出医疗资源向农村倾斜,培养了一批扎根农村的"赤脚医生"。2005 年中国卫生统计年鉴提示,1965 年至 1975 年,农村乡镇卫生院床位数在全部医疗卫生机构床位数的占比,由 13% 提高到 35%,村村都有赤脚医生、卫生室。至此,农村形成了以县医院为龙头、以乡(镇)卫生院为枢纽、以村卫生室为基础的三级医疗预防保健网。我国以国有和集体所有为主体的三级医疗卫生保健网络在农村和城市均基本建成。①

第三,开始医疗保障制度建设,即农村合作医疗、公费医疗和劳保医疗制度建设。1962 年合作医疗覆盖了全国近 50% 的行政村,1976 年覆盖了全国 90% 的行政村②。1952 年公费医疗建立,覆盖各级政府工作人员、事业单位人员、高校学生等。劳保医疗制度是从 50 年代初开始建立的,覆盖对象是全民所有制单位、县(区)以上集体经济所有制单位的人员。

第四,新中国刚成立时,经济社会等各项事业也亟待复兴,最基本的医疗卫生体系严重缺乏,社会公众的健康水平低下,表现在婴儿死亡率高达 200‰,孕妇死亡率为 15‰,人均期望寿命只有 35 岁。③ 通过加强基层卫生组织建设、重视预防和开展大规模的群众卫生运动,建立低水平、覆盖广的

① 孟庆跃.深化医药卫生体制改革研究[M].北京:经济科学出版社,2017.
② 周寿祺.探寻农民健康保障制度的发展轨迹[J].国际医药卫生导报,2002(06):18-19.
③ 雷海潮,黄佳玮,侯建林.对中国公共卫生体制建设和有关改革的反思与建议[J].中国发展评论,2005(7):79.

农村合作医疗和城市公费与劳保医疗制度,极大改善了人民健康水平,初步建立了卫生服务和筹资体系。1950—1975 年,中国的婴儿死亡率、人均预期寿命均取得了显著的提高。① 我国所独创的农村合作医疗、三级医疗预防保健网和赤脚医生制度获得了世界的认可,也为后来基本医疗卫生制度变迁和发展提供了重要基础和经验。

(二)探索改革时期(1980—2002 年)

1978 年前,中国卫生体系虽然得到了初步发展,但是主要覆盖农村居民和解决初级的卫生保健,在实践中也暴露出许多问题,如经济落后,政府可支配财政有限,医疗卫生技术条件较差,医疗卫生服务水平、效率较低,不能满足人民群众日益增加的健康需求。

改革开放给中国经济发展带来了春天,也对卫生体系发展和改革提出了要求,创造了必要条件。这一时期的卫生体制改革,主要围绕更好地适应社会主义市场经济体制,进一步认识卫生事业发展的规律,主要改革卫生机构补偿机制、医疗保障制度等。此时期的改革主要具有以下特征。

第一,在经济政策上,对公立医疗卫生机构经济补偿机制进行了调整,加大了价格收费和药品加成的补偿力度。受到经济改革和政府投入政策调整的影响,在公立医院收入中,政府预算由 1978 年的 50％以上减少到 1980 年的 30％。1985 年国务院批转卫生部《关于卫生工作改革若干政策问题的报告》,提出政府要放权让利、扩大医院自主权,医院可以自留收支结余,拥有决定用于扩展规模、购置设备和服务方式等方面的权利。1989 年国务院批转了卫生部、财政部等部门《关于扩大医疗卫生服务有关问题的意见》,进一步明确了医疗服务价格改革和医疗卫生机构通过市场收费补偿等政策,强调了市场收费在医院经济运营中的主体作用。1992 年,国务院下发《关于深化卫生医疗体制改革的几点意见》,提出关于医疗卫生机构"建设靠国家,吃饭靠自己"的意见,基本建设由政府投入,医院运行费用需要依靠价格和药品加成。这一时期的改革,政府的核心思想是"给政策不给钱",其目标

---

① 朱玲.政府与农村基本医疗保健保障制度选择[J].中国社会科学,2000(4):89-99.

是提高医疗卫生机构经济运行效率,释放活力,更好地适应社会主义市场经济,加大全社会对医疗卫生的支持。

卫生经济政策改革使卫生资源数量和质量得到了显著提升和改善,同时也出现了"看病难、看病贵"问题。1996年12月,中共中央、国务院召开全国卫生工作会议,形成了《关于卫生改革与发展的决定》。此决定于1997年1月发布,提出了医疗卫生改革和发展应遵循"坚持为人民服务"基本原则,正确处理社会效益和经济收益二者关系,获得经济效益的同时不能放弃社会效益;提出卫生事业发展依赖于政府,政府优先发展基本卫生事业,优先保证公众享有基本卫生服务,提升基层卫生组织能力;建立农村医疗保障制度,深化改革城镇职工基本医疗保险制度。由于各种原因,特别是缺乏足够的政策环境,该决定所提出的许多改革策略和政策并没有完全得到落实,如农村医疗保障制度建设、社区卫生体系建设等。

第二,医疗保险制度建设进入低谷,城乡医疗保险制度建设进入发展的困难时期。随着农村集体经济的解体,农村合作医疗失去了经济支撑,政府的相关政策不明确,合作医疗制度受到极大影响,医疗保障覆盖率下滑显著,从1976年90%的覆盖率下降至1985年的5%左右。从20世纪90年代初开始,政府试图重建合作医疗卫生制度,只是受经济社会发展政策的影响,在政策制定的"上层设计"上面无法达成共识。由于未得到更好的政策支持,不能得到充足的资金投入,合作医疗制度的重建工作一直未能顺利开启。直到2002年,我国农村医疗保障制度的发展建设在政策方面出现了新的转折点。2002年的10月,颁布了《关于进一步加强农村卫生工作的决定》,提出到2010年,在全国农村要基本建成农村医疗卫生服务体系和农村合作医疗制度,要适应社会主义市场经济,与农村经济社会发展水平相适应,逐步建立起以"大病统筹为主"的新型农村合作医疗制度。

我国以往的公费医疗制度和劳保医疗制度所存在的制度缺陷在新的经济体制下日益放大。1985年,政府明确改革的方向是建立社会统筹制度和个人共负医疗费用。1998年12月,国务院出台《关于建立城镇职工基本医疗保险制度的决定》,医疗保险制度改革的目标、基本原则和政策框架正式确定下来,决定全面推开城镇职工基本医疗保险制度的建设。[1]

在整个卫生改革的探索阶段,我国的医疗卫生保健体系得到了很好的发展,取得了比较好的成绩,医疗卫生资源的总量迅速增长。医疗卫生机构在硬件建设上得到大力发展,新建了很多机构;在软件建设上,医疗服务技术得到显著改变。从事医疗卫生服务行业的技术人员工作积极性高涨,医疗卫生领域总体提供服务的能力加强。但也出现了许多问题,如农村合作医疗制度解体,绝大多数农村居民失去了医疗保障;以单个企业单位为基础的劳保医疗制度运行遭遇经济困境,保障能力严重缺乏。探索阶段的后期,对公费医疗制度、劳保医疗制度的改革,以及《决定》对建立新型农村合作医疗制度的决定,都为中国基本医疗保险体系的完善打下了坚实的基础。

(三) 深化改革时期(2003 年至今)

新中国成立以来,特别是 1978 年实行改革开放政策以来,我国医药卫生事业取得了显著成就,覆盖城市和农村的医疗卫生服务体系基本形成,对疾病的防病和治病能力在不断增强,医疗保障制度覆盖人口不断扩大,卫生科学技术不断进步,人民群众的健康水平明显提高。2003 年"非典"疫情过后,我国各级政府对公共卫生、农村医疗卫生和社区医疗卫生的投入力度加大,"新农合"制度和城镇居民基本医疗保险制度取得了突破性的进展,实现了人口全覆盖。以上成就的获得为进一步深化我国医疗卫生体制改革打下了良好的基础。与此同时,我国医疗卫生事业发展所存在的问题也同样不容小觑:我国卫生事业的发展水平依然滞后于我国人民群众对健康的需求,落后于我国经济社会的快速发展。这种发展不协调的矛盾还比较突出,尤其表现在乡村和社区基层医疗水平偏低。与城市相比,农村医疗机构和社区基层医疗机构存在发展落后、资源配置不合理的问题。同时,此时的医疗保障制度还不健全,医院存在"以药养医"的现象,医院的管理体制和医院运行机制还存在缺陷,相关制度不完善,政府的资金投入少,个人就医承担的

① 戴芸,王永钦.基本公共服务均等化如何促进了个人创业——来自医保改革的证据[J].财贸经济,2022,43(02):39－53.

医疗费用负担重。

十六届三中全会提出的"科学发展观",明确了中国经济社会发展方向。中国政府强调经济社会和谐发展、强化"以人为本"的执政理念,以及卫生体系面临的诸多挑战和社会压力,成为这一时期卫生制度深化改革的主要动力来源。

2003年的SARS暴发对中国医疗卫生体系来说是一次重创,直接加速了卫生体制改革的进程。2005年7月,《中国青年报》刊出由国务院发展研究中心负责的医药卫生体制改革研究报告,提出了关于既往卫生改革是否成功的思考,推动了新一轮医疗卫生体制的深化改革。2006年9月,成立了医药卫生体制改革协调小组,国家发改委主任及卫生部部长共同出任组长。医改协调小组由我国多部委共同参与、共同协调。多部委的合作大大提高了医改效率和质量,也充分说明了国家对深化医疗卫生制度改革的决心。2006年10月,中央政治局第35次集体学习,胡锦涛明确了深化改革的目标和发展方向,并提出基本医疗卫生制度实现全民覆盖。2007年年初,医药卫生体制改革协调小组委托多家机构进行独立研究,为决策提供参考。其间,医药卫生体制改革草案广泛征求社会意见,充分听取各界声音。

2009年3月,中共中央、国务院向社会公布了《关于深化医药卫生体制改革的意见》,提出了深化医改的基本目标、基本任务、改革策略等相关内容。首先,本次深化医改的基本目标是:社会普遍反映的"看病难、看病贵"问题须得到切实缓解,更大程度缓解居民就医的费用负担,让更多人看得到病、看得起病。到2020年,全国要建立起覆盖城市和农村全体居民的基本医疗卫生制度,为人民群众提供的医疗卫生服务要"安全、有效、方便、低廉"。其次,本次改革的基本任务是:对公共卫生服务体系和医疗服务体系相关制度进行进一步完善,最终建成比较完善的体系;对医疗保障体系和药品供应保障体系相关制度进行进一步规范,最终建成比较健全的体系。再次,本次改革的改革策略是:以"保基本、强基层、建机制"为指导策略,把基本医疗卫生服务制度当作面向公众的公共产品,实现全民享有均等化。最后提出了以上工作,还需要各部委的通力合作和相关政策支持,才能确保上述目标、任务的完成,保证医改工作顺利、高效进行。

这一时期是中国医疗卫生体系建设快速发展的时期。随着国家基本医疗保险体系的建设和发展,以及"医改"对医疗卫生的政策支持和资金投入,使得我国公众对医疗服务的需求不断增加,医疗卫生资源利用率不断提高,政府对医疗卫生机构的建设不断扩展。由于 SARS 的影响,国家重视公共卫生机构的建设,加强了对公共卫生机构的投入。可以说,这个时期我国公共卫生机构的建设和发展进入了黄金期,县级及县级以上的疾病防控机构在基本建设、工作条件等方面发生了根本性变化。[①]

2003 年 1 月,国务院办公厅转发卫生部、财政部和农业部联合制定的《关于建立新型农村合作医疗制度的意见》,提出新型农村合作医疗制度需由政府发挥组织、引导、支持作用,本着农村居民自愿参加的原则,实行以个人、集体和政府进行多方筹资的方式,以大病统筹为主要内容的农村居民医疗互助共济制度。《意见》决定从 2003 年开始,我国新型农村合作医疗制度开始试点工作。2006 年 1 月,由国家卫生部、国家发改委等 7 个部委局联合下发《关于加快推进新型农村合作医疗试点工作的通知》,要求在试点基础上,完善制度设计,加大政府经济支持力度,加快新型农村合作医疗制度覆盖更多农村居民的速度,并作出到 2008 年我国新型农村合作医疗(简称"新农合")实现全面覆盖的要求。新型农村合作医疗制度主要依靠政府筹资。2009 年以来,政府进一步加大对农村医疗保障制度的投入,不断完善新农合管理制度。

在城镇职工基本医疗保险制度稳步推进的基础上,2007 年,国务院出台《关于开展城镇居民基本医疗保险试点的指导意见》,提出针对城镇居民实行城镇居民医疗保险全国试点的基本要求,包括目标原则、指导思想、操作指南和管理。基本医疗保险制度开始覆盖城镇人口中所有非在业人群,

---

① 郑文升,蒋华雄,艾红如,等. 中国基础医疗卫生资源供给水平的区域差异[J]. 地理研究,2015,34(11):2049 - 2060.

包括儿童和老人。城镇居民基本医疗保险制度的资金来源和监管都类似于新型农村合作医疗制度,资金的筹集源于政府和个人,其根本目标是用以解决城镇居民重大疾病的医疗费用负担。城镇居民基本医疗保险制度的建立具有重要意义,它标志着中国形成了覆盖全民的基本医疗保险体系。

四、主要卫生改革内容

2009 年 3 月以来,中国开始了新一轮的"医改",核心内容是坚持把"基本医疗卫生制度作为公共产品向全民提供"作为核心理念,把握"坚持以人为本、立足国情、注重公平与效率统一、统筹兼顾"基本原则,2009 年至 2011年,着力抓好五项重点改革:"加快推进基本医疗保障制度建设、初步建立国家基本药物制度、健全基层医疗卫生服务体系、促进基本公共卫生服务逐步均等化、推进公立医院改革试点。"[①]

（一）基本医疗保险制度改革

我国的基本医疗保险制度主要包含:新型农村合作医疗、城镇居民基本医疗保险、城镇职工基本医疗保险。2009 年"新医改"开始以前,已得到较大发展,现在的主要任务是在制度建立和机制建设方面进一步完善。

第一,扩大医疗保障制度人群覆盖面。2009 年至 2011 年主要改革措施是继续增加政府投入,重点关注弱势群体参保问题,主要有以下措施。一是在政府资金支持下,将破产企业退休人员和困难企业职工纳入城镇职工基本医疗保险覆盖范围。二是医疗保险重点倾斜于解决老、弱、病、残、小人群,面向全社会推广基本医疗保险。三是制定基本医疗保险关系转移接续办法,特别是流动人员跨制度、跨地区问题。四是城乡医疗救助制度覆盖全国所有困难家庭。

第二,提高医疗保障制度费用分担水平。通过增加医疗保障经费、控制基金结余率等措施提高参保者补偿水平。对贫困人口、低收入重病患者、重

---

① 国务院关于印发医药卫生体制改革近期重点实施方案(2009—2011 年)的通知(国发[2009]12号)[R].中华人民共和国卫生部公报,2009(05):10-15.

度残疾人、低收入家庭老年人等,参保费用由医疗救助资金负担,尽量减轻困难人群就医费用负担。

第三,扩大医疗保障制度服务覆盖面。医疗保险服务覆盖面由只保住院增加到住院和门诊,由保基本医疗服务增加到了保基本和大病,同时增加重大疾病种类保障,利用购买商业保险或补充医疗保险,解决重大疾病患者因病致贫问题。

第四,制度监管。2009 年至 2011 年,我国医疗保险制度不断优化,如支付制度改革、简化患者费用补偿程序、解决流动人口就医报销等,目的是更好地方便居民和控制费用。

(二)国家基本药物制度和基层医疗卫生机构运行机制改革

我国对基本药物制度的改革有:建立和完善国家基本药物目录的选择和调整机制,并定期更新调整;改革以往药品采购方式;由指定机构公开招标采购,统一配送;基层医药卫生机构优先使用基本药物。

基层医药卫生机构运行机制改革主要包括:①基层医药卫生机构体系建设,明确了全科医生培养制度,组织各种形式的在岗培训;②基层卫生机构筹资机制,明确政府补助、服务收费等方式作为基层卫生机构主要筹资方式;③基层医药卫生机构运行机制,改革包括双向转诊、基层卫生机构首诊制度、绩效考核、收入分配等。

(三)基本公共卫生服务均等化制度建设

促进城乡居民逐步享有均等化的基本公共卫生服务,是中国"医改"的重要目标。全民健康水平的不断提高是人民生活质量改善的重要标志,是中国特色社会主义现代化建设的重要目标。基本公共卫生服务均等化指的是基本和重大公共卫生服务项目的均等化。基本公共卫生服务项目由政府财政全额支持,面向全体居民提供,目前服务内容包括家庭健康档案、妇幼保健、计划免疫、健康养老服务等。重大公共卫生项目指的是在结核病、艾滋病、乙肝等重大传染病实施防控项目的基础上,2009 年开始逐步增加的项目。

(四)公立医院改革

中国"医改"的重点和难点是公立医院改革。公立医院改革坚持以公益性为改革方向,以"内增活力,外加推理,上下联动"为基本要求,主要包括以下三个方面。

第一,县级公立医院改革试点。改革补偿机制;调整医药价格;以基本医疗保险制度为平台,控制医药费用,提高服务质量;明确医院责任,改革内部管理制度。

第二,城市公立医院改革试点。2020 年开始,选择 17 个城市进行改革试点,进行医药分开模式的探索、医务人员工资分配的探索、药品采购方式的探索等。

第三,加快多元办医格局的形成。把部分公立医院转制为民营医疗机构,进一步大力发展非公立医疗机构,鼓励社会资本办医等。

(五)中国卫生改革的保障机制

首先,成立跨部委、多部委协同合作的深化医疗卫生体制改革协调小组,协调各部门改革活动;其次,建立目标责任和绩效考核体系,明确"医改"任务,进行跟踪和评价,对主要指标定期考核和评估;第三,经济投入保障,新增财政投入,特别是经济欠发达地区;第四,宣传和引导,通过各种媒体进行宣传,加深社会对"医改"的理解,加强各方面参与的积极性。[①]

五、中国卫生改革取得的成就和经验总结

在中国共产党和中央政府的不懈努力之下,广大人民群众参与到卫生医疗事业的改革发展中,取得了巨大的成效,形成了丰富而宝贵的经验,我国初步建成了符合中国国情特点的基本医疗卫生制度。经过制度的建立、形成、发展后,为后来提出的实现"人人享有基本医疗卫生服务"的目标提供了有益经验。

(一)我国基本医疗卫生制度得到了较大发展

第一,不断完善基本医疗卫生服务体系。中央政府加大资金投入县级、

① 边林,戴晓晖. 从医药卫生体制改革看中国公正伦理与制度道德的重构[C]. 中华医学会医学伦理学分会第十九届学术年会暨医学伦理学国际论坛论文集,2017:584-590.

基层医疗卫生机构建设,启动以全科医生为重点的基层医疗机构卫生人才队伍建设,向农村培养定向免费医学生。2009—2014年,基层医疗机构诊疗人次从33.9亿人次增长到43.6亿人次[1],且每年都在以一定速度持续增长着。同时,公立医院改革试点也积极推进并不断积累有益经验。

第二,医疗保障制度框架基本形成,并得到完善、巩固和提升。我国三项基本医保参保人数超过13亿,参保覆盖率稳固在95%以上。[2] 新农合全国人均筹资由2010年的157元提高到2013年的370元,2013年城乡居民医保人均筹资达400元。职工医保、居民医保和新农合政策范围内住院费用支付比例均有明显提高。全国各省纷纷设置城镇居民大病保险,有效缓解了"因病致贫""因病返贫"问题。

第三,基本药物制度框架基本形成,基本公共卫生服务均等化制度得到进一步巩固完善。目前,2012年版的国家基本药物目录已经全面实施,药物的生产、流通、使用的运行体系已经初具雏形,完善了基本药物制度和基层运行新机制。与此同时,基层基本药物的零差率销售实现全覆盖。2009—2012年,基层医疗机构的药品收入占平均总收入的比重由50.25%下降到40.49%。基本药物的价格下降了,人民群众就医的费用负担就大幅度减轻了。[3]

(二)我国基本医疗卫生制度改革的经验总结

第一,政府是制度推进的重要力量。回顾我国基本医疗卫生制度改革历程,国家和政府始终将公平正义作为发展卫生事业发展的初心,优先发展医药卫生事业发展。在政府的统一规划、组织和大力投入之下,我国初步形成了符合社会主义国家的,内容比较完整、布局比较合理的基本医疗卫生制度框架。重视健康的起点、过程、结果公平的原则,始终贯穿于基本医疗卫生制度设计及实施的全过程,尤其在卫生资源的公平配置上。

①　秦江梅,张丽芳,林春梅,等.我国基层卫生综合改革进展[J].中国全科医学,2017,20(22):2683-2690.

②　赖怡茵,王立类.城乡基本医保"三保合一"的探讨[J].卫生经济研究,2014(05):52-53.

③　民生为本发展经济　创新驱动实现跨越[N].中国高新技术产业导报,2011-03-07(006).

第二,制度是维护权利的重要保障。从我国基本医疗卫生制度的改革与完善的历史进程可以看出,价值导向对改革来说至关重要,甚至决定了改革成功与否。改革开放前,我国经济发展落后,但医疗卫生事业却以最经济的投入换来了高质量的成效,这离不开科学合理的制度引领。我国提出的构建"全民覆盖"的基本医疗卫生制度,正是基于对制度才是目标实现的根本保障的正确认识。认识到要想实现"健康全民覆盖"目标,就必须搭建科学的基础卫生医疗制度,这对解决现有制度问题,促进人民群众生命健康权的实现具有积极的现实意义。

第三,要充分保障社会弱势群体的基本健康权利。我国基本医疗卫生制度的建设,要特别考虑维护好农村居民、低收入者等社会弱势群体享有的基本健康权利均等化,这是实现我国社会公平正义的必要要求,是实现"人人享有健康权利"的具体体现。我国是农业大国,农村人口占总人口数的大部分,其中的贫困及弱势群体也占比大。因而,解决农村人口等弱势人群的健康保障问题应该放在工作任务的首位,这有利于在卫生健康保障领域实现社会成员人人平等的价值追求,也是我国基本医疗卫生制度存在的首要前提与意义。

第四,制度安排要与经济社会发展水平相适应。基本医疗卫生制度改革的重点和任务要与经济社会发展水平状况和社会公众对健康的需求有关,要适应国情变化。我国基本医疗卫生制度的内容要与经济发展水平状况和政府财力相适应,必须考虑我国当时的生产力发展状况和经济负担能力。根据不同时期我国经济发展的情况,政府要及时调整基本医疗卫生制度的内容,使之与经济发展水平相适应。[1]

六、中国医改的未来

2016年8月,习近平总书记在全国卫生与健康大会上强调了全民健康的重要意义,提出了构建分级诊疗制度、现代医院管理制度、全民医保制度、

---

[1]　叶俊.我国基本医疗卫生制度改革研究[D].苏州:苏州大学,2016.

药品供应保障制度、综合监管制度五项基本医疗卫生制度。① 次年1月,《国务院关于印发"十三五"深化医药卫生体制改革规划的通知》(国发〔2016〕78号)公布,对这一系列制度的构建做了具体的安排。② 同年10月,党的十九大报告将优质高效的医疗卫生服务体系纳入深化医药卫生体制改革的基本内容。至此,"5+1"成为我国医改的重点领域,"实施健康中国战略"成了中国医改新的航向标。2019年7月,《健康中国行动(2019—2030年)》出台,彰显了健康中国建设的步伐正在不断加速。③

"十三五"期间,我国医改不断深化,各个方面的工作也因具体情况不同而在变化。我国医疗卫生改革的重点任务有所变化:过去是建立和完善医疗保障制度,现在是在此基础上同时重视精细化管理服务;过去强调体制改革,现在是在此基础上同时重视医疗资源的合理配置和有效使用;过去是多元化办医的格局,现在是建立综合监管制度。在整个医疗改革的过程中,政府责任履行也有变化:过去的重点是扩张投入,现在是在此基础上注重资源配置的结构调整;医疗改革的属性有所变化:过去是增量,现在是存量;医疗改革的内容有所变化:过去是制度框架的建立和注重人民健康的需求,现在是全面制度的建设,以及注重提供健康服务和享有健康服务双方的管理;医疗改革解决的重点问题有所变化:过去是集中解决"看病难、看病贵"问题,现在是主要解决医疗费用过高问题。

(一)未来存在的新挑战与新机遇

回望过去,展望未来,当今世界正在经历百年未有之大变局,政治形势、经济发展发生着巨大变化,这将推动我国医疗改革不断向前深化。新时期,机遇和挑战并存,我国医疗改革的发展蕴含着许多机遇,但在发展的同时面临着许多挑战。

首先,经济"新常态"带来新挑战。我国经济进入"新常态",医疗改革可能会面临财政资金紧缩、医保基金减少等问题,将对之前的多项改革提出挑

---

① 习近平.在全国卫生与健康大会上的讲话[N].人民日报,2016-08-21.
② 闫龑,等.建设健康中国,奏响卫生计生新乐章[N].健康报,2016-08-25.
③ 习近平.在审议"健康中国2030"规划纲要会议上的讲话[N].光明日报,2016-8-27.

战,我们必须要顺应形势、据实改革来解决矛盾,医改才能更好地适应发展。

其次,社会发展变化推动着医疗改革变化。随着我国人口老龄化的发展,将会造成我国人口结构的巨大变化,也将影响我国医疗改革政策的制定。特别是老年疾病相关的医疗卫生服务需求增加,对我国医疗卫生资源的结构配置产生了深刻影响。医药新技术的飞速进步在带来医疗服务质量提高的同时,也带来了研发费用高导致疾病治疗成本增加的现象。信息大数据带来便利的同时,也带来了伦理和法制监管方面的挑战。

最后,更多的政策倾斜为医疗改革发展提供了更多机遇。我国的社会主义政治体制具有很好的制度优势,党和政府具有很强的号召令,能够集中力量办大事。

近些年来,我国十分重视健康中国的建设,并将其写进党的报告,上升到国家战略的高度,这意味着国家对医药卫生体系的要求在提高,整个医药卫生体系将面临更多机遇和挑战。[①]

(二) 对未来医改的启发

为了更好地实现"十四五"规划对医疗改革的要求,在未来的医疗卫生制度继续深化改革的过程中,应该注重以下几点。

第一,兼顾改革和发展的质量和效率。在信息技术大背景下,公立医院发展要兼顾管理和服务精细化,创新管理,提高服务质量。医疗保险制度要注重合理统筹医保基金,提高使用效率。药品生产流通要注意数量和质量结合,注重科技创新。

第二,把握医疗改革和发展的规律。研究表明,一个国家平均 6.2 年就要进行一次改革。许多国家的医改发生在 20 世纪 70 年代以前,主要集中制度建设;20 世纪 70 年代以后,注重质量也注重效率的管理。当然,每个国家的改革有所不同,但可以发现其规律性。[②]

第三,深化结构调整,建立优质、高效、廉价的卫生服务体系。我国医疗

---

①　王虎峰. 中国医改 10 年历程回顾与未来展望[J]. 中国医院管理,2019,39(12):1-5.

②　胡善联. 我国基本药物制度改革的进展与挑战[J]. 中国卫生政策研究,2012,5(7):1-5.

卫生资源分布存在不均衡现象,实现优质、高效、廉价的目标,要通过医疗、医保、医药的"三医联动"进行医疗资源的结构调整,优化配置。根据我国人口存在的具体情况和对健康需求的日益增长,我们需要对未来发展建立长远有效的机制,构建不同层级的标准系统,构建比较完善的监督管理系统。

最后,创新是驱动改革发展的第一动力。编制世界上最大的医保网是我国医疗改革的亮点工程,也是我国民生工程的最大亮点。我们不仅要在政策制度上创新发展,在医疗卫生人才培养上激发医务人员的创造性,还要在医疗技术、设备的应用上自主创新,才能够继续推动医改的持续深入发展。

第三节　传染病防治人才培养

一、传染病防治的新形势

传染病防治工作是我国卫生事业的重要组成部分,与广大人民群众的切身利益紧密相关。随着人类社会、自然环境等因素的复杂变化,传染病的种类构成也发生了巨大的变化,这也促使着传染病防治的策略和方法的创新和发展。21世纪以来,新型传染性疾病不断出现,特别是动物源性传染病不断袭击我们人类,使人类健康面临巨大挑战,传染病的临床治疗也具有极大挑战。

传染病几乎伴随了人类发展历史的全过程,它以不同方式,在不同的地域、时间,一次次地威胁着人类的生存发展。至今,人类健康事业虽然取得了巨大的成就,一些传统传染病虽得到了有效控制,但也出现了许多新的问题。新的传染病或某些感染病变得更突出了。

传染病的防治出现了新形势,微生物进化及社会、环境因素导致了新发传染病的发生。病原体可以在短时间内发生大片段基因的复制和缺失,发生"飞跃"性的改变,可在短时间内产生许多新的突变株,其中一部分可以是致病原。社会、经济的发展以及生态环境的改变,如人口流动、人类生产活动产生的不良行为方式、环境的污染、气候变暖、野生动物栖息地的破坏、病原微生物的变异等因素导致了新发传染病的流行。新发传染病主要表现在以下几种情况。

艾滋病、O139 霍乱、重症急性呼吸综合征、新型冠状病毒感染等疾病过去不存在,后因病原体变异和进化而出现。

丙型肝炎、戊型肝炎、莱姆病等传染病有可能在许久以前就已经存在,但由于医疗技术和认知的局限性,未被发现或检测出来。随着人类认知水平和检测技术的迅速发展,才明确了病原体的存在。

T 细胞淋巴瘤白血病等疾病,病原体早已被确定,但还并没有被视作传染病,也是到了后来人类才认识到了这些疾病存在传染病的特质。

在我国已经发现的新发传染病种类多样,甚至出现了以前国内从未出现或发现的新发传染病。这类新发传染病往往具有难以发现宿主、传播途径多样、传染性强、人类对其缺乏免疫、发病率和致死率较高、难以预测的特点。

新发传染病在防治方面也遇到新困难,比如,新发传染病无法预测,具有不确定性,防治工作开展困难;新发传染病多呈爆发性,人民群众对其警惕性较低,往往当健康、财产安全受到威胁时才会重视;对新发传染病的认识有一定过程,在流行初期,防控措施、健康宣教、政策制定等防疫中可能存在一定滞后,容易造成社会的不稳定。[①]

综上所述,传染病有其自身发展和流行的规律,决不会因单纯经济生活条件的改善,自觉走向灭亡。人类与传染病斗争的历史将会永远进行下去。我们要保持对传染病的防控警惕性,学习关于传染病防治的新知识永远不能停止和松懈。

二、传染病防治人才现状

在现代医学中,新发传染病往往呈爆发性,具有隐匿性,不易被发现,给

---

① 聂青和,白雪帆,冯志华,等. 新发传染病现状与教学思考[J]. 中国实用内科杂志,2005(3):284-286.

防控工作带来极大难度。新发传染病的特性对传染病防治人才队伍和抗疫工作机制提出了更高的新要求。健全传染病防治人才队伍建设,是传染病防治事业可持续发展的保障。

目前,我国传染病防治人才队伍建设存在着以下的现象:

(一)卫生事业与传染病防治人才队伍建设发展不匹配

"医改"后,我国卫生事业得到极大发展,但传染病防治人才队伍建设仍相对滞后。一方面,虽然全国各地在政府支持下新建了许多医院,传染病医院数量也在上升,但是传染病医院机构数占全国医院机构总数的比例呈逐年下降的趋势;另一方面,传染病医院卫技人员占全国医院总卫技人员比例呈逐年下降的趋势。

(二)传染病医院机构卫技人员的年龄、学历、职称结构不合理

年龄上,呈现出"两头多,中间少"的橄榄形结构,中坚力量较弱,年龄主要集中在 29 岁及以下、50~60 岁两个年龄段,人才队伍年轻化和老龄化问题突出。学历上,除北京、上海、广州、深圳等较发达地区外,普遍偏低,以大专学历为主,研究生以上学历占比低。缺乏高水平人才,对传染病研究的进步产生了严重阻碍。此外,职称整体偏低也是影响传染病研究事业发展的重要因素之一。

(三)缺乏系统、完善的人才培养体系

传染病学科的人才培养机制也存在很大的问题。一方面,该学科培养大多采取的是内部培训的方式,到外部其他机构进修的机会较少,这会导致与最新的前沿研究出现脱节;另一方面,学科培养将重点放在了理论知识的教授,忽视了实训课程的重要性,受训人员无法将所学知识转化为实操能力,导致理论与实践严重脱节。人才培养缺乏系统性的计划和激励机制,严重影响从业人员职业生涯的发展和职业素养的提升。

(四)学科管理不足和科研能力欠缺

近年来,我国培养了一批学科带头人,他们在各自领域取得了一定成绩。但是行业内有影响力的专家不多,传染病学科整体科研竞争力不足。部分学科带头人的学术思想还较保守,缺乏创新能力,科研学术水平偏低,

传染病学科发展陷入困境。传染病学科的总体水平与其他学科相比较存在一定差距，发展比较滞后。

总的来说，为促进传染病学科发展，培养更多优秀的传染病防治人才，需要解决的问题还很多：一是人才队伍小，平均到单个人身上的工作量高；二是卫生医疗工作人员专业性不高，尤其是基层人员的职业培训还有待加强，在疫情暴发时难以防守好第一道防线；三是资源分布存在差异大，城乡医疗资源分布不均衡，出现大医院"虹吸"现象，发达地区和欠发达地区的医疗卫生资源存在地域差距明显的现象；四是医疗卫生系统中医务人员社会地位不高。与此同时，还应当加强社会对防疫的重视程度，提高防疫工作者在社会中的地位。

2003年暴发的SARS疫情，让我们清醒地意识到传染病对人类生命健康的威胁一直存在。人类无法预测来势汹汹的新发传染病；传染病还会损害和阻碍经济的发展，影响社会的和平、稳定。SARS之后，我国传染病防治开始进入一个全新的快速发展阶段，卫生部开始重视对在职卫生人员的培训。以浙江省为例，其率先在住院医师规范化培训课程中开设重点传染病防治作为必修课程，要求所有医生掌握用药治疗以及院感知识，了解传染病防治相关法律制度，提升服务水平。SARS之后，传染病学科得到了政府的重视。政府制定了一系列传染病防控政策、措施和指南，对传染病防控人员的要求越来越高，不仅需要医学专业知识过硬，跨学科培养与职业道德精神培养也是不容忽视的部分。①

加强传染病防控队伍建设不仅是对传染病肆虐当下的应对措施，也是对人民未来的生命健康的预防性保障，更是党和国家始终把人民利益放在首位的现实体现。

三、传染病防治人才培养的探索

医院作为我国医疗卫生体系中最重要的主体，在传染病防治工作中处

---

① 李兰娟. 面向传染病暴发疫情，培养跨学科复合型防控人才[J]. 中国高等医学教育，2020(5)：2-3.

于重中之重的地位,传染病医院人才培养制度的建设是否完善将是影响整个传染病防控水平高低的重要因素。我国在加快推进传染病防治人才队伍建设中进行了以下一些探索。

第一,广纳贤才,引进实用型人才、高学历人才及学科带头人,大力发展人才激励制度。符合条件者给予一定的住房补贴、生活补贴、科研经费,调解配偶工作,解决引进人才子女就学等问题。

第二,全面培养人才,推动领军人才和中青年人才培养。分别设立针对学科带头人、学科后备人才、优秀青年人才的培养项目,多措并举地支持青年科研人才开展基础性科研工作,推动其成长。

第三,加强学科建设,提供成长平台。将科、教、研有机结合,形成理论知识、实操技能和科研能力三位一体的培养体系,促进医疗人才全方位、高素质地成长。

第四,各行业里的学科带头人、领军人物要发挥好先进带头作用。合理构建人才结构,低年资、新入人员多参加专业技术培训,并实行多科室轮转;资历丰富和资历尚浅的医疗工作人员之间,在理论学习和临床实践中继续发扬“传、帮、带”的优良传统。

第五,加强对外交流与合作,“引进来,走出去”培养人才。与国外医学院、专家开展国际合作交流项目,举行学术讲座;委派人才赴先进国家和地区进修和学术交流。

但在实践中,仍存在以下瓶颈,有待重视和解决。

首先,医务人员选择传染病相关机构就业的意愿较弱。其原因是传染病医院整体知名度、薪资待遇不如综合性医院,不能为其提供更为广阔的平台;传染病机构所接触的病人都是传染源,具有传染性,医务人员有职业暴露的风险,特别是疫情暴发流行期,感染风险高;员工多为招聘制,对集体的归属感较差,工作积极性不高,流动性大。

其次,人才培养制度方面有待完善。其原因是制度不够健全,内容不明确,相关政策支持不清晰。

再次,新入人员的职业规划未被长远考虑。“人尽其用”让大部分人忙于"手上"工作,而忽视了个人学识的储备,不利于个人职业发展。医院管理者往往更关注人才的产出,而忽略对人才的培养。

现代医学发展史表明,只有依靠各学科的交叉融合,才能使未来医学有更多突破性的进展。将医学与其他学科、领域有机结合,培养对学科交叉的复合型人才,是新时代医学发展之潮流,是对生物医学模式转变为更注重人与社会环境关系的顺应,是促进医学教育发展的需要。

以感染性疾病诊治协同创新中心为典型代表的"联盟式"协同培养模式是对传统人才培养模式的大胆尝试,具有较大的创新性:一是突破了导师"固定"制,可以实现多方位、多点培养学生,可拓宽学生思路,提升学生综合能力;二是实现了有效资源的整合,大大拓展了研究生课程的深度和广度;三是多学科联合发展,灵活培养。围绕医学难题联合攻关,使研究生培养从个体、封闭方式向流动、开放的方向转变。

复合型医学人才在疫情防控中发挥着"担重担""挑大梁"作用,他们的努力有效降低了重症患者的病死率,阻止了疫情蔓延。我国的医学教育和人才培养正需要这种高尚的职业精神和高超的专业技术,这是对我国医学的传承和发扬。经过多年努力,我国全面建立了以"5+3"为主的具有中国特色的医学人才培养体系,医教协同机制更加健全,管理体制更加完善。

为了更好地应对新发突发疫情,我们还需做些努力。一是要加快专科医师培训制度的实施。对标国际标准,进一步完善我国的培训标准,培训要以岗位胜任力为导向,从知识积累到能力培养,再到整体素质的提高,三位一体协调发展,为"健康中国"保驾护航。二是要着力开展传染病防治知识的通识教育,特别是在中小学、高校开展传染病的科普讲座、健康宣教,让传染病的防治成为学校教育必修课。下基层、进社区开展全民健康教育,宣传相关传染病法律法规,普及大众传染病相关知识,动员全社会积极参与疫情防控。

复合型医学人才的培养体系不仅有利于传染病防治的发展,提升医学研究教育的水平,加快向"健康中国"目标奋进的脚步,同时还是推进高等教育内涵式发展的现实需要。[①]

四、对人才培养的思考

我国在传染病人才培养方面虽然经历过一些曲折，但只要认真总结经验，思考存在的不足，完全可以寻找到一个更合适、更优化的培养体系来适应我国的实际情况。

（一）制定科学的培养计划，加强人才的培养工作

规范管理干部岗位培训，提高干部管理综合素质。定期组织业务培训，鼓励继续教育提升能力，管理向职业化发展，加强各部门紧密配合。善于发现人才，培养学科带头人，从中青年骨干中选择人才派出进修学习，设定好学习目标、任务，不仅可以强化自身业务能力，还可以带动其他人员共同进步。

（二）重视人才引进，联动上下发展

形成从德才兼备的学科带头人到高级、中级、初级职称各个层次之间的完整人才链，以"传、帮、带"模式形成紧密的师承关系，推动人才培养进程，走向成功。

（三）关心尊重人才，守住人才不流失

合理使用人才，关心、理解、信任专业技术人员，支持创新发展；广纳贤才，善于发现人才，提供更多的实践机会，使人尽其才，才尽其用，实现其自我价值；设法为学科建设突出者解决工作、生活困难，提供良好的物质生活条件，使其专攻学术。吸引和留住人才，才能实现人才的良性循环。

（四）完善分配、激励机制，激发工作积极性

对专业领域内的优秀人才在晋升、评优、职业发展等方面给予一定程度的政策优待，用以激励人才投身于医疗卫生事业的长足发展。[②]

---

① 李兰娟. 面向传染病暴发疫情，培养跨学科复合型防控人才[J]. 中国高等医学教育，2020(5)：2-3.

② 张国有，胡频，赵红. 浅谈传染病医院人才队伍建设[J]. 江苏卫生事业管理，2016(1)：16-17.

第四节　传染病防治科技的快速发展

一、科学防治传染病的主要途径

进入 21 世纪以来,全球流行和好发的传染病具有三个特点:一是尚缺乏疫苗接种的古老传染病仍在人群中肆虐;二是近 40 年来全球新发传染病和新的传染病病原体有 50 多种,仍在频繁地威胁人类健康;三是世界上存在的敌对集团人为地制造病原体传播活动,进行生物控制和生物恐怖性袭击。

传染病的流行过程即发生、传播、蔓延、转归的过程。其流行过程具有一定的特征,外界自然因素和社会因素对传染病流行过程中的各个环节起促进或抑制作用,从而决定传染病在人群中流行的增强或被阻断。因此,我国传染病防治主要为抓好传染源管理、切断传播途径和保护易感人群三个方面的工作。

（一）传染源管理

第一,对传染病患者一定要早发现、早诊断。提高各级医疗卫生工作人员对疾病的诊断和防治能力,及时确定传染源并采取相应防治措施,是预防传染病传播的最重要环节。

第二,利用好现代网络,做好传染病疫情报告。疫情报告是国家规定的一项管理传染病的法规。对确诊或疑似传染病患者,应迅速向卫生防疫机构报告,以便及时掌握疫情,分析流行情况,制定防疫措施。

第三,隔离和治疗传染源。传染病患者是重要的传染源,早期隔离患者可防止病原体的扩散,同时予以及时、适当的治疗,将最终消除其传染性。

第四,对病原携带者加强防范措施。病原携带者数量较多且无症状,极易发生传播。及时发现和治疗病原携带者,是有效预防传染病的重要措施。

第五,做好传染病接触者的管理。传染病接触者是可能受染的易感者,应对不同传染病的接触者采取留验、医学观察、紧急预防接种或药物预防措施。

第六，还应做好动物传染源管理。现代新发传染病多与动物传染源有关，应根据传染病的性质和动物的经济价值，采取捕杀、隔离、治疗及预防措施。

（二）切断传播途径

第一，改善卫生条件。卫生条件的好坏直接与传染病的传播有关，良好的卫生条件可消除外环境中可能存在的疾病传播因子，是预防传染病的根本措施。加强食品卫生的监督和管理，管好水源和粪便，管理得当可有效地降低肠道传染病的发病率。呼吸道的传染性疾病主要是通过空气传播的，它的流行多与季节密切相关，更容易在冬春季节发病。在病毒流行期间，要尽量少去公共场所，保持空气流通，养成良好的卫生习惯，必要时进行空气消毒；应用机械、物理、化学等方法杀灭蚊虫。

第二，加强卫生检疫。通过国境、国内卫生防疫、疫区检疫，防止传染病由国外传入和从国内传出，或由国内的疫区传出，分别采取检疫措施。

第三，加强对屠宰场特别是牲畜产品的卫生管理。为防止人畜共患传染病，可对动物进行疫苗或菌苗预防接种。定期对牲畜进行检查，屠宰场需设置专职人员进行卫生检疫，严厉禁止病死动物流向市场，肉类产品加工制作要生、熟分开。

第四，加强血源和血制品管理，防止医源性传播。严格执行《采血供血机构和血液管理办法》，加强献血员管理，做到一人一证。对献血员进行HBsAg、抗-HCV和ALT筛查是目前降低输血后乙型和丙型肝炎的重要措施。各级医疗卫生单位应加强消毒隔离防护措施，防止因医源性传播扩大传染范围，严格执行一人一针一管和一次一用一消毒的办法。血透析病房、器官移植室、口腔科、检验科等科室和侵入性检查及治疗操作前后均应加强卫生管理和消毒隔离制度。血站和生物制品单位应按卫生部《血液制品管理条例》要求，生产和供应血液制品及含人体成分的生物制品。

（三）保护易感人群

第一，普及健康教育。开展健康教育和爱国卫生运动，普及卫生和防病知识,是预防传染病的重要保证,也是实施自我保健的主要手段。向群众讲解传染病的传播和防止传播的知识,计划免疫知识,消毒、杀虫和灭鼠知识,传染病在不同季节的好发情况,传染病的危害性及防治传染病传播的措施等。通过宣传讲解,向更多群众普及传染病的一般知识。食品、托幼、教育、医疗等行业的从业人员都要具备良好的卫生防病知识和职业道德观念。

第二,加强预防接种。在传染病防控方面,疫苗接种的效果是最有效、最直接的,包括人工主动免疫、人工被动免疫、计划免疫,使机体获得特异性免疫力,以提高人群免疫水平。①

第三,新中国的卫生防治工作的显著成绩是以科技的进步和医学教育事业的发展为前提取得的。改革开放以前,广大的科学家和医护工作者对重大疫情产生的原因、流行过程及规律、防治技术方面进行了大量研究,突破了许多难题。从"一五"计划开始,一大批化学制药工业企业和医疗器械工业企业如雨后春笋般迅速成长,研发了各种抗生素和传染病疫苗。许多传染病不再是无药可医,人口死亡率,特别是传染病的死亡率因此大幅度下降。正是这些科技产生的作用,才使得传染病能够得到有效的控制。②

二、我国重大传染病防治科技专项的开展

按照《国家中长期科学和技术发展规划纲要(2006—2020年)》,经国务院批准,"艾滋病和病毒性肝炎等重大传染病防治"科技重大专项于2008年启动,由国家卫生健康委员会和军委后勤保障部卫生局牵头组织实施,实施时间截至2020年。重大专项的实施有利于提高传染病的诊断水平,有利于预防产品的自主开发,有利于保障人民群众的生命健康,保障经济在平稳中向优发展,维护社会的长久稳定与安宁。

专项主要关注传染病防控,汇聚各方优势资源进行防控布局,使得我国对突发疫情的防控能力实现了飞跃式发展。我国经过多年努力研究,成功

---

① 王永怡,张玲霞. 现代传染病防治指南[M]. 北京:化学工业出版社,2011.
② 张丽萍. 当代中国建立公共卫生体系的战略思考与对策研究[D]. 长春:东北师范大学,2007.

建成了世界上最大的突发急性传染病体系,包括对疾病的警报、检测、实验研究[①],有效控制了 MERS、寨卡等传染病病毒从境外输入的风险,大力援助了非洲埃博拉疫情。我国为世界传染病防治做出了重要贡献。

三、重大传染病防治科技专项进展情况及实施成效

传染病专项的主要任务是突破核心技术,获得关键技术,以完善我国传染病防控技术体系,提高自主创新能力,达到世界防控技术领先水平,最终能够独自应对重大突发疫情。专项实施以来,对于严重危害人民健康的重大传染病,集成优势资源,攻坚克难,在保障和改善民生、促进产业发展、应对突发疫情等方面发挥了重要作用。

健康是人类永恒不变的追求。2020 年,依靠科技进步,我国重大传染病防控总体能力步入了国际前列,为有效防控重大传染病这一国家目标的实现提供了强有力的科技支持。

专项实施以来,在重点部署的防控方面,我国投入了 28 亿元,用以支持 170 项科研项目的开展。我国应对突发重大传染病防控的科技创新能力得到大幅度提高,为提高人民健康水平、维护社会稳定、促进经济可持续发展提供了强有力保障。同时,疫情防控总结的"中国经验"在援非抗埃等国际重大传染病防控中贡献出了"中国力量"。重点体现在以下几个方面。

（一）监测预警能力大幅提升

实验室监测技术在传染病认识和防治等方面发挥着基础性的作用。在重大专项的支持下,我国建立了多个监测和检测网络平台,不间断地进行实时监测,及时预警,为我国传染病防控工作提供了科学依据。我国创建了各种病毒的及时监测和检测技术平台,计算机与生物信息技术紧密合作,建立了预测预警技术平台,基因分析技术的普及使疫情的发展更加可控。研发了具有自主知识产权的信息网络传输分析系统,摆脱了对国外的依赖,为此,我国传染病流行病学监测和实验室监测相结合的新模式得以发展,并已

---

① 金振蓉.重大传染病诊防治水平全面提升[N].光明日报,2018－04－01.

在多起疫情溯源、预警中发挥了作用。应用于传染病症候群实验室监测系统的病原监测和分析技术体系建立起来,提高了我国重大突发、新发传染病的病原识别、检测、复核、鉴定与应对水平,使我国传染病病原学监测技术与监测能力达到世界先进水平。各网络实验室开展的监测与检测技术研究,在重大突发传染病疫情防控中发挥了重要作用,为早期发现疫情和鉴定病原提供了条件。

（二）病原体检测确证能力不断增强

通过专项实施,我国传染病检测技术和诊断试剂在前沿性、集成性、系统性、标准化等方面明显逐渐靠近国际先进水平,突破了一批国际前沿水平的防控技术,建立了多项具有自主知识产权的诊断基础技术,并在实际应用中得以检验,部分技术达到国际领先水平。

（三）临床救治方案的优化显著降低了病死率

在专项资金和政策支持下,一系列的指标化研究、电子数据采集系统得以运用到显示的传染病医疗场景中,大大提高了对突发急性传染病重症病例的救治能力和效率,大幅提高了跨学科、多元化的平台的诊治水平。[①]

（四）疫苗应急研发及储备能力显著提高

2009 年,在"程序不减少、标准不降低"的原则下,从 WHO 获得可直接用于疫苗生产用毒株到正式获得生产批准,仅用了 87 天,为应对重大新发、突发传染病提供了快速研发疫苗新技术平台。我国是全球最早批准生产甲型 H1N1 流感疫苗的国家。

通过重大专项的支持,在应对新发、突发疫情的防控手段、技术突破和创新方面取得了显著成绩。新发突发传染病的应对挑战是非常大的。面对新发传染病能确定病原体是什么,多病原的筛查和新病原发现的关键技术的获得,使我国在传染病的检测技术和诊断性试剂方面接近国际先进水平。我国具备了及时发现新发传染病的能力,包括首先发现 H7N9,以及我国科

---

① 李旭彦,潘志明.我国传染病的研究与防治进展[J].中国人兽共患病学报,2021,37(03):264-267+277.

学家在《自然》等杂志报道的 1 600 种系病毒,都说明了我国在新病原的发现上取得的成绩;我国传染病的监测特别是症候群的监测是全面的,有 12 个连续支持的课题,800 多个哨点医院,构建了国家突发急性传染病实验室监测网络,对我国传染病的病原识别、检测、复核、鉴定应对水平的提高起到了很好的促进作用;传染病分子分型监测网络化核心技术的突破,特别是自主研发的国家致病菌识别网,为我国的传染病特别是新型传染病实验室监测提供了模式。自主知识产权的核心技术让我们不再依靠国外,保证了国家技术的安全,开创了新的监测预警模式,为传染病防控提供了技术保障。

通过重大专项的支持,在应对新发突发疫情过程中,我国的药物研发创新能力有所提高,有的已经成功上市,比如奥司他韦胶囊、磷酸奥司他韦颗粒。我国是全球抗流感药物品种最为丰富的国家,国家储备体系以及应急生产体系也是最丰实的。国家在抗流感药物的储备上,拥有一条年产达 8 千万到 1.2 亿人份的生产线。经过科学预判、前瞻性的部署,一旦发生大规模的突发性流行病毒,我国完全可以从容应对。①

当然,我们还要付出更多的努力,重视防治传染病的科技发展,探讨未知领域,才能保证人民健康安全,为经济建设、社会发展提供保障。通过重大专项的支持,我国对新发传染病病原体的检测水平得到了快速提升。监测能力的提升使我们以自主建立的监测技术体系发现了一批重要的新病原体,与当年"非典"时候相比,大大缩短了检定病毒的时间。我国研发的中东呼吸综合征、寨卡病毒感染、黄热病等输入性检测试剂,在防控传染病方面作出了重要贡献。我国成熟的检测技术通过 WHO,在支援埃博拉防治工作中发挥了应有的作用。WHO 对我国这个体系能够这么快速地检测发现病原,给予了很高的评价。我国对病毒感染的发病机制的研究处于世界领先地位。②

———

① 刘垠.自主抗流感药物战略储备充足[N].科技日报,2018-03-28.
② "艾滋病和病毒性肝炎等重大传染病防治"国家科技重大专项新闻发布会,中华人民共和国科学技术部官网,2018 年 3 月 27 日。

党的十八大以来,以习近平同志为核心的党中央把"维护人民健康"摆在更加突出的位置,全面推进"健康中国"建设,我国卫生与健康事业取得了显著成就,人民群众健康水平明显提高,夯实了"人人享有基本医疗卫生服务"这一目标。[①]

第五节　抗击"非典"

一、传染性非典型肺炎的暴发流行

传染性非典型肺炎又称严重急性呼吸综合征,中文简称"非典",英文简称"SARS",它是一种冠状病毒引起的急性呼吸系统传染病,主要通过接触患者呼道分泌物、飞沫传播和密切接触传播。SARS 患者是最主要的传播源,潜伏期患者传染性较低或无传染性。"非典"的临床表现与其他非典型肺炎相似,但传染性极强。2002 年 11 月,在广东省佛山市发现第一例SARS 病例以来,短短的几个月,扩散至全国 24 个省、自治区、直辖市,266个县市区。疫情来势凶猛,迅速蔓延至全球 32 个国家及地区。"非典"疫情因其传染性强、传播速度快、波及范围广、影响深远,在全球的病毒流行史上罕见,形势十分严峻。

2003 年的 SARS 造成了重大影响。据世界卫生组织 2003 年 8 月 15 日公布的数据显示,至 2003 年 8 月 7 日,全球累计发生 SARS 病例 8 422 例,死亡人数 919 人,病死率近 11%。中国内地累计发生 SARS 病例 5 327 例,死亡人数 349 人;中国香港地区累计发生 SARS 病例 1 755 例,死亡人数300 人;中国台湾地区累计发生 SARS 病例 665 例,死亡人数 180 人。[②] 值得一提的是,在这次"非典"中,中国最多的牺牲者是医护人员,占了"非典"

---

① 王娜,赵璐雨.习近平关于人民健康重要论述的要义[J].江汉大学学报(社会科学版),2020,37(03):5-14+124.

② 丁喜刚.世卫组织公布最新非典疫情[N].人民日报,2003-08-17.

死亡人数的三分之一。

2003 年 5 月,医护人员感染"非典"人数达 265 名,累计达 1 000 名左右,医护人员感染人数约占"非典"总感染人数的 20%。[①]

类似 SARS 这样的新发传染病带来的影响是世界性的,任何一个国家都不能独善其身,疫情的控制需要全世界各国携手,共同应对。SARS 疫情能够得以控制,离不开各国政府、科学家、广大医务工作者及社会各界的共同努力。中国政府的强力行动为全球 SARS 疫情的控制作出了重大贡献。

二、我国抗击"非典"的经验

我国抗击"非典"的成功,是全国人民在党中央、国务院的领导下,众志成城打下的一场无硝烟的人类与病毒的战争。在抗击"非典"的过程中,我国积累了一些对未来传染病防治工作的成功经验,无数个中国故事汇聚形成了具有中国特色的中国精神。在全国防治"非典"工作会议上,时任中共中央总书记、国家主席胡锦涛对抗击"非典"积累的经验进行了系统的总结。

（一）建立了合理的危机处理组织系统

面对突如其来的"非典"疫情,我国建立了各层级、各行业部门协同运转的机制。各地组建了"抗击非典领导小组",由政府组织领导工作,"医学专家小组"和各卫生科研机构辅助运行,协调各个部门和社会组织抗击疫情,形成了互通有无的网络状系统格局。抗疫的强有力决策需要政府正确的决策、专家的技术指导和公众的认同协同合作。在此次疫情中,政府充分发挥了中流砥柱作用,充分依靠、发动群众,协调各方力量汇聚成抗击"非典"的强大力量。

（二）形成良性健康的系统运行机制

良性的运行机制通常必须具备两个重要的特点:灵活、透明。要求动态地、与时俱进地根据当时情况定制度,要求政府把工作过程、细则公之于众,让公众明明白白地了解政府动向。这样一来,公众更相信政府,更愿意配合

[①]　孙桐. 传染病防治一本通[M]. 北京:中国医药科技出版社,2011.

政府工作,大大提升了政府的社会公信力。

（三）资源利用最大化

重大突发传染病的普遍发生决定了危机处理所需的高成本。政府在处理过程中不仅要发挥主要作用,还需要调动和整合整个社会资源,物尽其用。我国政府调动了一切可利用的资源,本着资源利用最大化的原则,实现了权力、人力、技术资源等的最大化利用。

（四）依法执政,依法行政

法律的强制性和约束力是战胜疫情的有力保障,党和各级政府坚持依法执政、依法行政。《突发公共卫生事件应急条例》的出台,使传染病防治工作更加法治化,采取的强制性隔离措施等有利于控制疫情的扩散。

（五）充分发挥党组织和党员的先锋模范作用

面临感染风险,基层党组织和中共党员一直在战斗的最前线,成为了人民群众抗击"非典"的主心骨;奋斗前线的一线医务人员中,相当一部分都是党员。他们充分发挥了党员的先锋作用。在他们英勇事迹的感召下,有一大批人纷纷递交思想汇报和入党申请书,要求加入共产党,中华民族万众一心、迎难而上,伟大的民族精神得到锤炼和升华。[1]

2003年"非典"疫情的暴发流行,突显了我国公共卫生体系的深层次危机。一是对应对突发重大传染病的应急预案还不成熟;二是没有健全统一的应急指挥系统;三是应急医疗救治能力还不高,特别是对重症患者的救治能力还有待提高;四是传染病信息报告网络还不健全,尤其是重大突发传染病信息报告网络不健全;五是疾病预防控制体系不成熟,不能及时、有效地进行传染病的防治,防治效果不佳。虽然经历了多年的"医改",但公共卫生体系建设仍不完善,是造成此次灾难深重的主要原因。多年来,党和政府对公共卫生还不够重视,政府对医疗卫生方面的财政预算不多,资金不到位,持续改进工作进展困难。此次抗疫再次证明,不断改善人民群众的健康水平是党和政府的主要职责,使人民群众享有基本医疗卫生服务是对党和政

---

[1]　中共中央文献研究室科研管理部［G］.改革开放三十年研究文集.北京:中央文献出版社,2009.

府的基本要求,党和政府应该进一步思考如何实现好、维护好、发展好最广大人民的根本利益。①

这次抗击"非典"疫情总结的经验与体会是:要坚持全面建设公共卫生体系;坚持求真务实、实事求是的工作作风;坚持属地管理原则;坚持全心全意为人民服务的根本宗旨,权为民所用,情为民所系,利为民所谋;坚持依靠科学,依靠人才。今后还要继续公共卫生体系建设,逐步提高相关机构应对突发公共卫生事件的应急处理能力;继续推动有关传染病防治的法治建设;继续加大传染病防治的科研及管理工作力度;继续加大信息化和应急物资储备系统的建设。②

---

① 赵曜,严植,等.关于中国公共卫生应急体系若干问题的思考[J].中国公共卫生管理,2020,36(01):1-6.

② 孙玉山.把抗击非典成功经验运用于公共卫生日常管理中[N].北京日报,2004-06-16.

第五章

新时代推进传染病治理现代化

第一节　健康中国

一、"健康中国"战略的演进

1896 年梁启超先生在一篇翻译文章中第一次提及"东方病夫"这一词语,其中有一句是"夫中国——东方病夫也,其麻木不仁矣"。后来,"东方病夫"逐渐演绎为"东亚病夫",这一形容明显是西方洋人对我们中国人的蔑视。"东亚病夫"一词流传甚广,在 20 世纪上半叶还是我们中华民族的耻痛[①]。为实现伟大复兴的中国梦,兑现国家繁荣富强、增加国民福祉的承诺,为保障国民长寿健康,建设文明健康强大的中国,中国共产党人一直以来都不忘初心使命。从古至今,健康都事关着国运兴衰和民心民意。中国特色社会主义进入新时代,社会主要矛盾已经转化为"人民日益增长的美好生活需要和不平衡不充分的发展之间的矛盾"。[②] 如今,社会公民越来越追求享受优质幸福的生活,而"健康"是保障人民幸福安康的首要前提。随着社会的不断进步与快速发展,国家政府机关和千万平民百姓都高度关注"健康"这一民生话题。基于对"健康"的深入认知,党和国家积极推进我国卫生体制事业的改革和发展。十年来,健康贯穿于我国经济社会发展的各项政策中,党中央和政府通过全面深化医疗卫生体制改革,不仅为实现全面建成小康社会的宏伟目标作出了巨大贡献,也关系到国家战略全局和可持续发

---

① 韩晗.民族主义、文化现代化与现代科学的传播——以"东亚病夫"一词的流变为中心[J].关东学刊,2018(4):19-31.

② 本书编写组.党的十九大报告辅导读本[M].北京:人民出版社,2017.

展,为开启全面建设社会主义现代化国家新征程奠定了坚实的基础。

党的十八大以来,我国对公共卫生健康事业加大投入力度,使其发展势头迅猛,我国人民也受到了实惠。我国在公共卫生事业上虽然取得了成效,但也面临着一系列健康问题治理的多元挑战。党中央和国家政府对中国的健康卫生事业颇为关注,以习近平为代表的国家领导人,屡次就建设健康中国,切实保障人民群众生命健康权利等的重大意义发表重要讲话。

二、"健康中国"战略的重大意义

"健康中国"是具有全局性、前瞻性的国家健康战略规划,是治国理念和国家治理能力的提升和深化。"健康中国"能上升为国家战略,可以看出"健康"与我国全面建成小康社会和实现中华民族伟大复兴有着至关重要的联系。

第一,健康是每个人全面发展的必然要求,实施健康中国战略事关着人民群众的权益保障。健康是人类所有行动的基础保障,没有身心健康,人类就无法充分行使和享受个人的权利,无法得到全方位的发展,无法充分参与社会活动。社会想要得到持续发展,群众健康是首要前提。另外,从法律角度而言,健康权是公民的一项基本人权。在现代社会,公民健康权是生存权、发展权的基础,并独立于生命权。健康权得到国际社会的广泛认同与支持,此权益深受大多数国家的尊重、保护和追求。同时,健康权丰富和完善卫生法学的内容,推动着公共卫生事业的发展,为健康中国的建设提供了理论基础。

第二,健康是广大人民群众所追求的美好目标,实施健康中国战略事关着人民群众高品质生活。中国特色社会主义进入新时代,我国社会主要矛盾已经转化为人民日益增长的美好生活需要和不平衡不充分的发展之间的矛盾。[①] 因此,人民群众越来越重视生活品质和健康素质。由于我国在社会发展过程中,社会保障体系存在着诸多短板,尤其在健康保障制度方面曾经

---

① 钟瑞添.习近平关于健康中国的重要论述及其意义[J].理论视野,2021,3(253):31-37.

被大大忽略,致使出现了"看病难、看病贵""因病致穷、因病返穷"的现象,尤其是传染病、慢性病、突发公共事件等公共卫生领域的顽疾影响了部分社会公民的生命质量和生活品质,健康制度障碍对全面建成小康社会战略布局造成了不利影响。因此,健康不仅仅涉及个体,更是公共健康卫生体系健全和改善的重大问题。实施健康中国战略,首要从人民健康入手,保障人民群众的健康,为全民提供更高水平的医疗卫生服务,为人民百姓提供更高品质的生活。

第三,健康是经济社会发展的基本条件,实施健康中国战略事关着经济社会高质量的发展。当今,我国经济社会发展正在从"高速增长"到"高质量发展"。由此可见,健康的劳动力是实现我国社会高质量发展的必备条件。无健康,无小康,无全民健康,无民族复兴,这已形成全民共识。近年来,一些新型传染病开始肆虐。结核病、血吸虫病等一些曾经得到控制的传染病,又开始死灰复燃。尤其棘手的是,这些传染病的疾病谱不断更替演进。因此,做好传染病防治工作还需要应对并解决传染病所带来的各式各样的新问题。还有一些传统的传染病在沉寂多年后又有开始萌发的趋势,如鼠疫、炭疽、霍乱等。[①] 这些对我国健康领域乃至社会经济产生了潜在的破坏力。我国仍面临着预防控制传染性疾病的压力,公共卫生问题增加了传染病防治事业建设的艰巨性、复杂性和长期性,进而大大阻碍了我国经济社会的健康发展。实施健康中国战略,要充分发挥出健康创造需求的作用,健全完善传染病防治体系,全面推进健康卫生领域的供给侧结构性改革,让健康卫生事业与经济发展之间构建起良性循环的内在联系,进而促进我国社会经济的高质量发展。

第四,健康是公共卫生事业发展的底气,实施健康中国战略事关我国总体安全。2020 年 6 月,习近平总书记提出:"人民安全是国家安全的基石……我们要强化底线思维,增强忧患意识,时刻防范卫生健康领域重大风险。"[②]重大公共卫生突发事件频发,几乎成为当今世界全球的常态。以冠

---

①　明平静,刘胜军,刘涛. 新发传染病带给疾病预防控制工作的思考[J]. 解放军预防医学杂志,2017,35(01):82 - 84.

②　习近平. 构建起强大的公共卫生体系为维护人民健康提供有力保障[J]. 求是,2020(18):4 - 8.

状病毒为例,21世纪以来全球已经暴发过三次传染病疫情大流行,包括 2003年的"非典"、2012年的中东呼吸综合征、2020年开始的新冠肺炎。还 有一些其他病毒所引发的疫病,如甲型H1N1流感、埃博拉出血热、登革热 等重大传染病。这些疫病肆虐全球,摧毁了人民群众的身体健康,严重影响 了全球经济社会的发展和公共安全。在此背景下,习近平总书记指出,推进 健康中国建设需要国际的正向帮助,坚定加强国际合作和联防联控是实施 健康中国战略的要求。需要加强国际卫生交流合作,关心和照顾发展中国 家特别是非洲地区,并确保《联合国二〇三〇可持续发展议程》的落实,同时 提出尤其是"一带一路"倡议的合作、共建、实施,需将合作重点向健康卫生 领域倾斜。我国在非洲国家组织了成熟的医疗队伍,积极参与着全球健康 促进的行动。2021年5月21日全球健康峰会上,习近平主席提及:"中国 已为受疫情影响的发展中国家抗疫以及恢复经济社会发展提供了20亿美 元援助,向150多个国家和13个国际组织提供了抗疫物资援助,为全球供 应了2800多亿只口罩、34亿多防护服、40多亿份检测试剂盒。"①这些举措 无疑体现出中国一直秉持着人类卫生健康共同体的理念,我国以合作共赢 的方式来深入和促进传染病治理现代化的进程,维护和保障全球人民的健 康安全,推动和加速我国经济社会的可持续发展。随着全球化的不断推进, 对外贸易、对外交流、对外合作有赖于卫生健康领域的促进,因此,要高度重 视健康中国建设的要求,以开放合作的态度积极推动健康中国行动,打造好 我国公共卫生事业的壁垒,珍惜卫生健康领域的合作机遇,以此促进健康卫 生产品的贸易交往。习近平主席在第73届世界卫生大会视频会议开幕式 上致辞道:"中国将建立30个中非对口医院合作机制……中国新冠疫苗研 发完成并投入使用后,将作为全球公共产品,为实现疫苗在发展中国家的可 及性和可担负性作出中国贡献。"②我国全面保障着防疫物资的供应、守卫 着国际健康卫生产业链的安全。因此,实施健康中国战略,助力将健康产品

---

① 习近平.携手共建人类卫生健康共同体——在全球健康峰会上的讲话[J].当代党员,2021 (11):3-4.

② 习近平.团结合作战胜疫情　共同构建人类卫生健康共同体[N].人民日报,2020-05-19.

引出国际,也是建设健康中国的战略部署中的五大任务之一——发展健康产业,能够加固我国的健康卫生产业链,增加我国对外贸易交流机会,提升我国传染病防治事业和医药行业资源的国际竞争力。

综上,"健康中国"上升为国家战略具有重大意义,实则是走出一条符合我国国情的公共卫生和健康领域发展道路的必然结果。① 实施健康中国战略事关着我国建成社会主义现代化强国在传染病防治、卫生健康的发展进程,事关着中华民族伟大复兴战略全局的健康基础。

三、深入开展爱国卫生运动,推进"健康中国"战略

"共建共享、全民健康"是建设健康中国的战略主题。"健康中国"建设战略强调"人人参与,共建共享"的思想理念,习近平总书记于 2020 年 6 月 2 日在专家学者座谈会上阐述:"爱国卫生运动是我们党把群众路线运用于卫生防病工作的成功实践……丰富爱国卫生工作内涵,创新方式方法,推动从环境卫生治理向全面社会健康管理转变,解决好关系人民健康的全局性、长期性问题。"②爱国卫生运动发动群众共同参与、共同解决健康问题,其作为中国一种特有的健康问题治理的社会动员方式,推动着我国健康建设和公共卫生事业的发展。

党的十八大以来,爱国卫生运动进入了新的发展时期,以习近平同志为核心的党中央高度重视爱国卫生工作,将爱国卫生运动作为党中央治国理政、传染病治理现代化的重要抓手。我国在 2013 年 12 月正式开展了创设健康卫生城市的项目,全面构造并升级更高水准的卫生健康城镇。2016 年 7 月经国务院同意,全国爱卫办印发《关于开展健康城市健康村镇建设的指导意见》。同年 10 月 25 日,党中央国务院颁布《"健康中国 2030"规划纲要》,强调要把健康城市和健康乡镇建设作为促成健康中国建设的重大任

① 白剑峰. 全民健康托起全面小康[N]. 人民日报,2020 - 8 - 8.

② 曹志立,曹海军. 建党 100 年来中国共产党公共卫生政策叙事演进与基本经验[J]. 中国公共卫生,2021,37(08):1177 - 1181.

务。① 2016 年 11 月 1 日,全国爱卫办宣布《关于开展健康城市试点工作的通知》,为研究出适用且可推行的健康城市建设模式,决定在全国启动健康卫生城市的试点项目,最终商议以北京市西城区为代表的 38 个国家卫生城市(区)作为全国健康城市建设第一批试点城市。② 同年的 12 月 27 日,国务院发布了《"十三五"卫生与健康规划》,其中提及全面推进健康城市和健康村镇建设。全国爱卫办委托中国健康教育中心作为全国健康城市评价工作办公室,会同复旦大学、中国社会科学院研究制定了《全国健康城市评价指标体系(2018 版)》,并根据此指标体系对上述 38 个健康城市试点市开展了评价工作,在此基础上完善了评价指标的权重、数据分析评价方法和填报规范,为开展全国健康城市评价创造了良好的条件。③ 总体来看,党的十八大以来,爱国卫生运动组织发动群众开展了一系列以健康城镇建设为主的活动,有效改善了城乡环境卫生状况,为居民打造了良好的生活环境,群众健康水平显著提升,同时,在传染病防控方面的成效也十分显著。

党的十八大以来,党中央明确了党的卫生健康工作方针,积极领导人民群众参与爱国卫生运动,使我国能够有效成功地应对和防范病毒的传播。我国历经了 2009—2010 年的甲型 H1N1 流感、2014 年的 H7N9 禽流感、2014—2016 年的埃博拉出血热(EBHF)等一系列突发疫病,在党和政府,以及人民群众的共同努力下,大大降低了主要传染病的发病传播率。取得了令人瞩目的胜利。爱国卫生运动是中国人民共同参与的一项伟大创举,是维护人民群众健康的中国式法宝,其对我国传染病治理现代化作出了不可估量的贡献,对人类卫生健康治理问题也作出了不小的奉献。2020 年 11 月,党中央和国务院一致通过《关于开展爱国卫生运动的意见》,强调继承和发扬爱国卫生运动优良传统,充分发挥爱国卫生运动的制度优势、组织优势、文化优势和群众优势,将爱国卫生运动与传染病、慢性病防控等紧密结合,全面改善人居环境,加快形成文明健康、绿色环保的生活方式,有效保障

① 卢春山.建设健康中国[M].北京:中华青年出版社,2022.
② 同上。
③ 同上。

人民群众健康。① 坚持围绕公民健康至上这一要旨,落实以党政组织为主要领导,积极调动社会整体,鞭策各部门通力合作的方针②,推行传染病防控的成功经验,强化法治建设,健全保障机制,积极推动爱国卫生治理工作体系和传染病治理能力现代化进程,有力、有效应对和防控传染病及慢性病等,大力构建健康中国战略的工作全局,筑牢健康中国建设的坚实基础。由此可见,爱国卫生运动工作与健康中国建设战略是高度同向的,二者协调助力,缺一不可。

中国共产党启动传染病防控和卫生健康治理工作时,积极动员全社会公民,成功把具有中国特色的群众路线优势发挥到极致,描绘出我国爱国卫生运动的宏伟蓝图,是我国对抗疫病历史上的一项伟大创举,用最低的成本大幅提升国民群众的健康水平,体现出中国在促进全球健康,解决人类卫生健康治理现代化问题方面的智慧。党中央领导的爱国卫生运动创造了卫生与健康的"中国奇迹",推动了健康中国建设的战略部署,体现了传染病治理现代化的中国模式。

四、"健康中国"战略背景下推进传染病治理现代化

"健康中国"战略以"大健康"为理念,符合我国的新时代背景和当今社会条件。习近平总书记在全国卫生和健康大会上发表重要讲话,指出了建设"健康中国"的各项重要指标和必经之路。③ 总而言之,"健康中国"建设战略的重点要务之一就是把以治病为中心转变为以人民健康为中心,强化公共卫生能力、提升健康服务质量,完成治理能力现代化的健康治理体系。"健康中国"建设战略的提出标志着我国卫生与健康事业迈入了新的历史阶段,是一次从理论到实践的重大飞跃。"健康中国"战略的顺利实施需要把

---

① 《中共中央　国务院关于表彰全国劳动模范和先进工作者的决定(2020年11月24日)》,载《中华人民共和国国务院公报》,2020年。

② 国务院.《国务院关于深入开展爱国卫生运动的意见》,载《中国实用乡村医生杂志》,2020年12月15日。

③ 习近平.习近平谈治国理政(第二卷)[M].北京:外文出版社,2017.

健康融入贯彻到所有政策中,其离不开公共卫生事业的发展,离不开传染病防治体系的优化和升级,离不开现代化健康治理体系的构建与健全。[①] 如今,在新的历史时期,"传染病预防"在卫生健康领域中日益得到关注和推广,预防是促进健康发展最经济、实惠、有效的实施策略。因此,加快推动发展我国公共卫生事业,建立健全我国传染病防治体系,是实现"健康中国"战略的内在要求。

在新的历史时期,发展不平衡、不充分的矛盾在卫生与健康领域同样体现得十分明显。传染病防治法治建设作为公共卫生事业管理的重要方面,其发展不平衡主要体现在:城乡二元化问题依然严重,地区之间差异依然较大,人群之间不平衡,重城市轻农村、重医疗轻预防、重高端轻基层等现象仍然存在,影响了传染病防治事业的均衡发展。发展不充分主要体现在对传染病防治法治建设的重要意义认识仍不到位,人民群众《传染病防治法》的基本知识仍有待进一步普及,通过法律手段来防治传染病,倡导健康生活方式的力度大打折扣。此外,传染病防治的投入不足,多层次、多样化的传染病防治法治体系尚不健全,优质医疗资源仍然不足,基层传染病防治服务比较薄弱。[②]

实施"健康中国"战略能够有效解决卫生领域面临的新矛盾。实施"健康中国"战略是我国转变卫生事业发展方式的内在需求。我国传染病治理体现了健康优先的防疫总方针。这同"健康中国"战略思想中所高度强调的要牢固树立以人为本的健康发展理念,以人民为中心的健康发展观念一样,坚决将百姓健康置于重点考虑的发展策略地位,让国民充分享受到立体化、持续化的健康保障。这为我国卫生和健康领域发展模式的转变指明了方向。回顾历史,传统的医学、医药医疗卫生体制将治疗疾病作为救治的重心,相关卫生医学和传染病法治建设的主要导向也是倾向于治疗已经发生的疾病。但随着社会的发展,人们的物质生活变得丰富起来,人民群众的生活方式也愈加多样,社会结构得到了改变改革等,这些因素无疑会带来新的

---

① 白光博. 让改革发展成果更多更公平惠及全体人民[J]. 理论学习,2017(12):88 - 91.
② 杨春福. 新时代中国特色人权保障的行动纲领[J]. 法治现代化研究,2017,1(06):24 - 34.

疾病谱,对社会群体形成新的健康卫生威胁。① 国家制定和强调了以针对危险暴露因素的预防为主的卫生工作方针政策,但是具体到实践中,仍是以治疗疾病为中心的发展方式,公共卫生体系仍然薄弱。随着"健康中国"战略的实施,我国医疗卫生事业发展方式也应秉持"大卫生、大健康"的健康理念,从以治疗为中心逐步过渡到以人民健康为中心,②重视疾病的预防控制,减轻疾病负担。此外,长期以来一直强调的重视基层和农村卫生的发展方针也未落到实处,大城市的大医院通常人满为患,而基层卫生服务中心无人问津,这种医疗卫生资源的不均衡分布也不符合"健康中国"战略发展要求。③

新的医学模式在改变,随之也改变了传统的公共卫生研究和实践,公共卫生正在逐步进入"新公共卫生时代",面临新的特点和挑战,对传染病防治法治建设提出了新的、更高、更远的要求。随着我国全面依法治国基本国策的深入实施,应该在传染病防治领域营造健康的法治环境,进一步强化法律的权威性,增强法律的实用性。2016 年 10 月,中共中央、国务院联合印发《"健康中国 2030"规划纲要》,从国家战略高度要求各地区、各部门结合实际情况认真贯彻落实。《纲要》明确指出要加快推动重点领域法律法规的立法和修订工作。加快修订完善我国《传染病防治法》,既是促进我国医疗卫生事业健康发展的必然选择,又是卫生领域贯彻落实"全面依法治国"重大战略布局的重要标志,同时也是建设"健康中国"的内在要求。

传染病防治法治建设,要合理主动地适应"健康中国"战略。在进一步建立健全传染病防治法治体系过程中,要将"健康中国"战略所提倡的"大卫生、大健康"的理念贯穿其中。世界卫生组织向全球倡导"将健康融入所有政策",这项卫生健康发展战略强调了跨部门协作,将人民健康问题上升到公共政策的高度,促进公众健康、提高健康水平。总而言之,看待健康问题

---

① 参见 Rafael Lozano et al. Global and Regional Mortality from 235 Causes of Death for 20 Age Groups in 1990 and 2010: A Systematic Analysis for the Global Burden of Disease Study 2010. *The Lancet*, Vol. 380, Dec. 15, 2012. 该分析报告指出:人口增长、人类平均年龄冷增长等原因"共同推动了死亡原因从传染病、产科、婴儿和营养不良致死转向非传染性疾病致死"。

② 习近平出席全国卫生与健康大会并发表重要讲话[J]. 医学信息学杂志,2016,37(09):95-96.

③ 代涛. 健康中国顺应人民对美好生活的新期待[J]. 中国卫生,2017(12):68-69.

需保持忧患、危机意识,加快形成有利于传染病防治事业的医疗卫生立法机制,进一步提高传染病防治工作在国民经济发展中的地位,落实"预防优先"的卫生事业发展基本方针,将传染病防治立法置于全面依法治国、推动建设"健康中国"的宏观背景之中,将健康理念融入全部政策之中,将传染病预防理念融入全部卫生政策之中。坚持绿色发展思想,加快健康环境建设,大力调控影响人群健康的经济、社会、文化、生态环境等因素。在传染病防治法治建设过程中要坚持调动社会、个人的积极性、发挥政府的主导作用,这二者必须有机结合,不可偏废,积极引导广大人民群众参与到传染病防治事业中来。按新时代的新要求,进一步转变我国卫生事业发展模式,既要解决"看病难""看病贵"的疾病治疗问题,更应该坚持"预防为主"的传染病防治工作模式,做好传染病早预防、早控制工作,让人民群众早日摆脱传染病的危害。[①]

第二节　在法治轨道上统筹疫情防控
和经济社会发展

党的十八大以来,习近平总书记主持召开的一系列重大会议、提出的一系列重要指示精神、作出的一系列重要论断,都对法治的重要作用进行了全面深刻的论述。习近平总书记强调,一个现代化的国家必然是一个法治国家。一个现代化国家的显著特征是具有现代化的法治建设。法治不仅对惯例状态下国家和社会治理具有重大意义,对突发形势下防范重大公共安全事件,包括重大传染病疫情防控同样具有深远价值。[②] 危急严峻的重大突发疫情埋下了极大的风险隐患,不仅对我国公共卫生体系和经济社会有着震撼的冲击,而且对国家的制度体系和人民群众的价值观念都是一次严峻的考验。在治理疫情的过程中,如果不能及时、合理、有效地处理各种矛盾

---

① 李玲. 全民健康保障研究[J]. 社会保障评论,2017,1(01):53-62.
② 江必新. 用法治思维和法治方式推进疫情防控工作[J]. 求是,2020(5):28-34.

问题,那么很大程度上会加剧公共卫生危机,而法治是维持社会和谐稳定的"安全阀",是确保国家长治久安的根本保障。因此,面对重大传染病突发事件时,须以保障人民群众生命安全和身体健康为出发点和落脚点,在法治轨道上治理疫情所带来的种种问题。

一、我国传染病防治法治建设加快发展

改革开放以来,党中央对我国具有中国特色的法治社会建设,无论是成功经验还是反面教训,都进行了系统且全面的总结和反思,并确定把依法治国作为党领导人民治理国家的基本方略,把依法执政作为党治国理政的基本方式①,开辟出一条具有中国特色的中国模式法治道路。国家治国理政的重要内容之一就是推进突发公共卫生事件治理现代化。自新中国成立以来,我国公共卫生法制的发展历史是极具我国特色的,随着改革开放,该领域也进入了崭新的历史时期。在 2003 年"非典"之前,我国首部《传染病防治法》为传染病防治工作奠定了扎实的基础,并且产生了深远而重大的影响。但"非典"的到来,暴露了我国传染病防治制度保障与法律保障中的各项短板。为此,2004 年 8 月 28 日,第十届全国人大常委会第十一次会议对 1989 年版《传染病防治法》中的各项缺陷短板问题进行了修订,修订后的《传染病防治法》于 2004 年 12 月 1 日起施行。② 自此,我国传染病防治法治建设进入充实与完善阶段。后来,国务院依据修订后的《传染病防治法》,陆续颁布了一系列配套行政法规,还对结核病、艾滋病等危害广泛的传染病制定了专项行动计划或规划。

党的十八大以来,在以习近平同志为核心的党中央的坚强领导下,我国站在新的历史起点和国家安全高度上,坚持预防为主,多举措完善疾病预防控制体系,积极推进公共卫生健康领域立法,进一步健全我国突发公共卫生事件应急管理法治体系。2013 年 6 月 29 日,第十二届全国人大常委会第

---

① 李林. 新时代坚定不移走中国特色社会主义法治道路[N]. 中国法学,2019 - 6 - 9.
② 方寄惠. 贯彻实施《传染病防治法》的进展与问题[J]. 安徽预防医学杂志,2011,4(17):303 - 304.

三次会议通过对《传染病防治法》的修改，此次修改不仅完善了不足之处，还将传染病防治工作纳入国民经济和社会发展总体规划，显著提高了传染病防治工作在国民经济建设中的重要地位。国家陆续出台了一系列法律法规、规章制度，从法律制度层面保障了我国传染病防治事业的快速发展。新兴建立的传染病防治法治体系促进了我国传染病防治事业的良好发展。我国传染病防治工作再次取得了积极成效。另外，我国还制定和颁布了《全国疾病预防控制机构卫生应急工作规范（试行）》《全国医疗机构卫生应急工作规范（试行）》《突发急性传染病防治"十三五"规划（2016—2020 年）》《"十四五"国家应急体系规划》《关于加强卫生应急工作规范化建设的指导意见》等政策制度①，修订了《基本医疗卫生与健康促进法》《生物安全法》等多部公共卫生健康领域的法律法规。其中，《基本医疗卫生与健康促进法》强调国家建立传染病防控制度、建立健全突发事件卫生应急体系、实行预防接种制度、加强免疫规划工作等；《生物安全法》强调生物安全是国家安全的重要组成部分，要求国家建立生物安全风险防控体制、重大新发突发传染病和动植物疫情联防联控机制等。② 相关法律条文和政策规定的正式出台和不断更新，推动着突发传染病事件紧急救援和应急处理水平的提高。

党的十八大以来，我国在法治轨道上积极推进了重大传染病疫情治理体系和能力现代化，取得了显著的成效。典型例子便是 2013 年在抗击H7N9 禽流感疫情中取得了反应快、策略好、效果佳的成就。根据世界卫生组织数据显示，该年的中国居民平均期望寿命达到了 76.1 岁，超过了全球平均期望寿命71.4 岁的水平。近年来，我国传染病暴发流行情况整体上有所下降，艾滋病、结核病发病率稳步下降，儿童乙肝病毒防控成效突出。党的十八大以来，党和国家在卫生健康领域上特别重视"预防为主"的总方针，不断坚持免疫规划的推广和普及，在推进免疫规划进程中颁布并实施了新的《疫苗管理法》，随之在此基础上拟定修正了包括《预防接种工作规范》在

---

① 单珊.党的十八大以来我国突发公共卫生事件应急管理体系建设的重大成就和重要经验[J].管理世界,2022,10(38):70-78.

② 同上。

内的一连串规章政策,且为免疫规划工作的顺利展开建立了监督经管的保障系统,其覆盖面涉及全国、省、市、县四级梯度。针对县、乡、村的免疫计划,国家也启动了预防接种服务运行机制。免疫规划政策的实施,使"接种疫苗,保障健康"的观念深入人心,为维护人民群众的生命安全和身体健康提供了具有价值性的权益保障。[①] 我国免疫规划疫苗接种率稳定保持在90％以上的高水平,免疫规划工作成效显著。绝大多数传染病的发病率降至历史最低水平。[②] 经过多年的努力,我国甲乙类传染病感染率从 2012 年的 238.76/10 万人降低至 2022 年的 62.76/10 万人。我国传染病防治法治建设带来的巨大成效进一步凸显。

人民健康是民族兴旺和国家繁荣的重要基础,而健康法治是确保人民健康的关键性制度建设。我国健康法治建设在不断巩固完善,疫病防控成就持续深入强化,卫生健康领域的法治成果层出不穷,特别是在卫生防疫、传染防治、医疗保障、脱贫致富等方面提供了一系列法律部署和指导服务,目的是让中国公民在最大程度上享受个体生命安全和身体健康的相关法律权益保障。

二、科学立法是推进疫情治理体系现代化的基本前提

我国在 2020 年关于健康立法的数目呈爆发式增长,有关社会保障的立法项目高达 530 项,其中包括以《民政部、财政部、人力资源和社会保障部等关于积极推行政府购买精神障碍社区康复服务工作的意见》《关于改革完善社会救助制度的意见》《养老机构管理方法》等为代表的立法项,为推进社会救助、养老服务、突发危机事件预防救治等方面的事务提供了全面保障;有关卫生防疫立法的达 378 项;有关环境保护的立法项目有 309 项,其中包括以《国务院关于 2019 年度环境状况和环境保护目标完成情况与研究处理水

---

① 单珊. 党的十八大以来我国突发公共卫生事件应急管理体系建设的重大成就和重要经验[J]. 管理世界,2022,10(38):70-78.

② 王晨. 在全国人大常委会传染病防治法执法检查组第一次全体会议上的讲话[J]. 中国人大, 2018(11):8-11.

污染防治法执法检查报告及审议意见情况的报告》《中华人民共和国长江保护法》《中华人民共和国渔业法实施细则》等为代表的立法项。另外,医药医疗、食品安全、体育健康和其他综合立法项目数分别为 158、94、23 和 6 项(见表5-1)。经数据分析,社会保障立法数目最多,占整个健康立法领域的35%;其次是卫生防疫,占整个健康立法领域的 25%(见图5-1)。总体上,我国在健康卫生领域的立法方面侧重于社会保障和卫生防疫,为保障和改善民生、维护社会公平、增进人民福祉提供了基本制度保障,为疫情防控工作提供了有力的指导规范,展现了中国共产党在法治轨道上推进疫情治理现代化进程中自始至终秉持着以人民为中心的执政理念。

表 5-1　2020 年健康领域立法分类项数量

排名	具体分类	立法数量/项
1	社会保障	530
2	卫生防疫	378
3	环境保护	309
4	医药医疗	158
5	食品安全	94
6	体育健康	23
7	其他	6

(数据来源:冯果,武亦文.中国健康法治发展报告(2021)[M].北京:社会科学文献出版社,2021.)

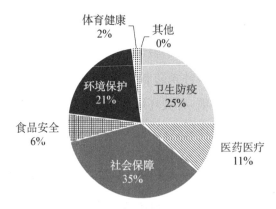

图 5-1　2020 年健康领域立法分类项比例

(注:本图根据《中国健康法治发展报告(2021)》绘制。)

2020年1月20日,国家卫生健康委员会坚持防治结合、分类管理的传染病防治方针,确定把新型冠状病毒肺炎归属到《中华人民共和国传染病防治法》所规定的乙类传染病,并采取"乙类甲管"的防控措施;创建了中央人民政府层面的各部门协力配合办公平台的"国务院联防联控机制"①;迅速健全了一致决议体制、疫情摸排和疫情防范体制、对口帮扶体制、资源统筹调配体制等。随后,国家卫健委于2020年10月2日颁布了《传染病防治法(修订草案征求意见稿)》,此稿秉持总体国家安全观,坚持以人民为中心的发展思想,有利于推进人民至上的国家疫情治理体系和治理能力现代化。1986年通过的《国境卫生检疫法》在疫情防控工作过程中存在诸多薄弱节点。针对此,中华人民共和国海关总署在2020年向司法行政机关提出修订《国境卫生检疫法》的意见,衔接《国际卫生条例(2005)》,建立健全优化国境卫生检疫制度体系,使管控出入境疫病具有更严格、更细致的法律效力。县级以上地方各级人大常委会针对疫情防控所遇到的封控小区、街道和交通管制等一系列需要法律协助规范的应急管控要事,授权整合修订相关规章制度,弥补了前期轨制短板,高效解决了疫情防控工作中管控权限漏洞、管制手段不足、防控体制不灵等诸多弊端,进而使疫情防控工作能在短期内迅速顺利地展开。

在立法环节,党和国家政府充分落实习近平总书记的要求,创新和完善重大疫情防控机制,全面加强和完善公共卫生领域相关法律法规建设,对国家生物安全风险防控和治理体系的建设进行统筹规划,逐步推进重大传染病防控体系网络的构建,不断深化重大疾病的医疗保险机制和应急资源保障体系。

三、严格执法是推进疫情治理体系现代化的重要保障

2020年我国各级执法机关部门高度关注疫情防控执法领域。据统计,

---

① 雷树虎.人民战争是取得抗疫胜利的重要法宝[J].世界社会主义研究,2020,5(08):20-27+94.

疫情治理执法案件总计 644 件,超过了 2015—2019 年平均每年执法案件数不超过 500 件的数量,可见在疫情防控法治过程中,执法这一环节的严峻性和重要性。在查处危害疫情防控行为方面,明确要求对一切妨害疫情防控工作的违法行为合理强化执法力度,对《传染病防治法》《突发公共卫生事件应急条例》《野生动物保护法》《动物防疫法》等法律法规进行严格执行和依法实践,并对应急处置流程和疫病预防控制举措依法施行①;加强对市场秩序、产品质量等重点领域的执法监管②。在规范捐赠受赠行为方面,党和国家特别强调受赠财物全部及时用于疫情防控,捐赠接收机构工作人员因不良原因而造成捐赠物资重大损失的依法予以处理等③。在疫情信息报告方面,做到疫情信息公开化、透明化,司法部特意出台了《关于推动严格规范公正文明执法为疫情防控工作提供有力法治保障的意见》,严肃指导各级司法行政部门有效运用行政执法协调监管职能、用尽用善法律法规来充分鞭策严厉规范公正文明执法。各地司法行政机关在强制化管控社会的同时,科学统筹疫情防控和经济社会发展各项事务,脚踏实地完善相关措施,为深化疫情防控工作和精准有序扎实推进复工复产工作、为全国经济社会发展早日步入正常轨道提供了有力的法治保障。④ 值得关注的是,境外中高风险地区疫情输入和入境冷链物品疫情输入被纳入"四个风险点",因此,除了对内部疫情防控治理的"内防反弹"工作外,也要协同推进"外防输入"的工作事宜。习近平总书记特意要求"筑牢防范境外输入性疫情的严密防线",沿边地区是外防输入的第一道防线,需坚决抓紧全力构筑全方位立体式的"病毒防火墙",要加大口岸城市的卫生检疫力度,改善入境相关流程细节,优化远程管制机制,快速精准甄别和管控"疫情四类重点人群",最大可能地把输入性病例增长趋势放缓放平。《中华人民共和国国境卫生检疫法》规定在中国国境口岸设立国境卫生检疫机关,依法实行传染病检疫、监管和卫生监

---

① 习近平.全面提高依法防控依法治理能力,健全国家公共卫生应急管理体系[J].求是,2020
(5):4-7.

② 同上。

③ 同上。

④ 禹竹蕊,官伟.法治为有效防控新冠肺炎疫情提供有力保障[N].法制日报,2020-5-20.

测。中国海关是国境卫生检疫的行政执法机关。最高人民法院、最高人民检察院、公安部、司法部联合要求加大国境卫生检疫行政执法力度,要求海关严厉把控口岸关卡,严肃执行法规、依法处置案件,最大程度地保护我国14亿人民的身体健康和生命安全,最大程度地保障国家公共安全。

四、公正司法是推进疫情治理现代化的核心要素

在司法环节,加大对危害疫情防控行为执法司法力度,加强对相关案件审理工作的指导。针对疫情防控工作需求,中央全面依法治国委员会于2020年2月5日第三次会议审议通过《中央全面依法治国委员会关于依法防控新型冠状病毒感染肺炎疫情、切实保障人民群众生命健康安全的意见》[①]。为贯彻落实此部《意见》,最高人民法院、最高人民检察院、公安部、司法部于2020年2月6日联合颁布了《关于依法惩治妨害新型冠状病毒感染肺炎疫情防控违法犯罪的意见》[②],为准确实施法治手段、依法严惩有关妨害疫情防控的违法犯罪行为提供了具体司法政策支持。该意见特别要求人民法院、人民检察院、公安机关、司法行政机关及时依法对妨害疫情的案件进行立案查处;对影响重大的案件,四机关须严格遵照"三同步"要求,即加强依法处理、舆论引导、社会面管制;依法保障犯罪嫌疑人和被告者的诉讼权利;认真落实普法工作,加强法治宣传教育;注重办案人员的人身安全,提升防范意识等。[③] 该意见的出台,不仅为司法部门提供了明确的指引,同时也对整个社会作出了相关警示;不仅维护了社会秩序的正常运行,也维护了人民群众的生命安全和身体健康。另外,最高人民检察院还公布了妨害疫情防控犯罪的典型案例,对潜在违法人员形成有力震慑。随着疫情进入常态化时期,经济社会的生产活动需要尽快复苏。在习近平总书记关于"疫

---

① 参见最高人民法院、最高人民检察院、公安部、司法部《关于依法惩治妨害新型冠状病毒感染肺炎疫情防控违法犯罪的意见》,载《北大法宝》:https://www.pkulaw.com/chl/ee7a60ef06ef5bc4bdfb.html,2020年2月6日。

② 参见最高人民检察院《全国检察机关依法办理妨害新冠肺炎疫情防控犯罪典型案例(第一至八批)》,载《北大法宝》:https://www.pkulaw.com/chl/9a9a6b49640eac5cbdfb.html,2020年2月11日。

③ 冯果.中国健康法治发展报告(2021)[M].北京:社会科学文献出版社,2021.

情防控和经济发展双统筹"重要指示精神下,该意见强调全方位做好服务疫情防控和经济社会发展并行不悖的公共法律服务工作。国家政府积极发挥司法保障功能,助力推动企业在法治轨道上安全有序地开展复工复产。企业复产、津贴补助、险种福利、合约践行等一系列涉及法律的问题,需要国家政府深入探究,重点分析和及时处理中小行业遇到的难题,不断优化分层指导与区别应对的科学机制,相应实施差异性复工复产,提供个性化的法律服务,做好相应法律政策解读等,为推进我国经济社会持续发展提供强有力的法律指引。

五、全民守法是推进疫情治理现代化的根本基础

疫情防控阻击战是一场没有硝烟的战役,在这场战役中,广大医护人员、科研人员都奋战于一线,每一个组织,每一个单位、每一个公民也要坚持不懈,应该依照政府发布的指令办事。习近平总书记强调把群众路线运用于卫生疫病防控工作,丰富爱国卫生运动的内涵,推动疫情治理现代化工作。2020 年 11 月,党中央、国务院为贯彻习近平总书记关于爱国卫生运动的重要指示精神,颁布了《关于深入开展爱国卫生运动的意见》。该意见强调公民是自己健康的第一负责人,特别指出了个体公民和公共卫生与社会健康的责任联系,并要求公民及时上报自身健康情况、接触人群前后勤洗手、注意咳嗽礼仪、不随地吐口痰、进入公共场所佩戴口罩、社交时保持科学距离、从外地返回人员如实向所在社区(村)登记备案,自觉进行居家隔离,并及时汇报身体状况等。该意见的发布提升了群众法治意识,为举国上下齐心协力防控疫情奠定了思想基础。要深入基层,加大疫情防控法制宣传力度,提升广大人民群众的法治意识。[①] 对此,政府应认真落实工作,加大对《中华人民共和国传染病防治法》的普法宣传及疫情防控知识的教育工作,营造良好的社会法治环境,引导全社会公民守法诚信,依法行动、遵法行

---

① 习近平.全面提高依法防控依法治理能力,健全国家公共卫生应急管理体系[J].求是,2020(5):4 - 7.

事,自觉承担法律责任,并大范围提高人民群众自我防护能力。另外,公民在履行法律责任义务的同时,也应充分享受合法权益。《中华人民共和国宪法》中明确指出"国家尊重和保障人权"出党和国家应该强化疫情防控法律服务,最大程度、公平公正地保障公民对疫情防控的知情权、监督权、建议权等合法权利。特别是在大数据时代,信息传播速度快,时效高,给不法分子带来了可乘之机,有些人肆意在互联网各大平台散布虚假的有关疫情的各类照片、视频、评论;有些人甚至会对确诊患者进行"人肉"搜索,对感染着进行言语攻击;还有些人对疫情重症地区报以歧视偏见的态度,并在网络上随意宣传,影响着广大网民的情绪。在关键时期,政府部门更应该重视公民的权益保护,提高群众的法治观念和法治素养,坚持发挥自治、法治与德治合力的"三治融合",发布丧德、违法典型案例加强警示教育,以社会主义核心价值观为引领,充分调动人民群众依法防疫的积极性和自主性,确保在法治轨道上统筹推进群防群控工作。①

为了维持社会稳定和民心和谐,各级党委与政府机关通过法律保障坚持维护医疗和市场秩序、坚决打击妨害社会正常秩序的违法行为,使人民群众的心理和情绪得到有效的安抚和疏导。疫情防控中催生的新业态新模式加快壮大了起来,政府加大公共卫生服务、应急物资保障等领域投入,②这使一部分人把握住契机,通过互联网平台发展电子商务、网络教育、网络娱乐等新兴行业。党中央和国家政府对这一系列的产业链提供了积极的政策保障和法律保护。这不仅促进了城乡居民经济生活发展,还正确引导了城乡居民积极守法,推动了重大疫情防控体制机制和经济社会发展形势双赢的目标。

我国之所以能实现统筹推进疫情防控和经济社会发展的双胜利,很大程度上得益于中国立法、执法、司法、守法各环节的协同发力,得益于中国特色社会主义法治体系的不断完善和发展,这是我国在法治轨道上有序推进

---

① 禹竹蕊.法治为有效防控新冠肺炎疫情提供有力保障[N].法制日报,2020-5-20.
② 习近平关于"不忘初心、牢记使命"论述摘编[M].北京:中央文献出版社,2019.

疫情治理现代化的有坚实保障。我国充分运用法治手段为疫情防控工作助力,全方位、全人群覆盖依法防控、依法治理的方针,力争在法治轨道上推进疫情治理现代化,推动全国经济社会发展尽早完好地进入正常轨迹上,为实现决胜全面建成小康社会、决胜脱贫攻坚目标任务打下坚实的地基。

综上,不难看出推进疫情治理现代化离不开健康法治,而健康法治的实施路径始终贯穿于立法、执法、司法和守法这四大重要环节。我国在健康法治领域上收获了颇多成果,特别是卫生防疫、社会保障和民事权利层面获得了国家的高度关注和重点解决,说明未来中国将在推进疫情传染病治理现代化的道路上坚持法治健康原则,将公共卫生健康领域和公民社会保障领域推进优先发展的地位。2021 年 3 月 6 日下午,习近平总书记在看望参加全国政协十三届四次会议的医药卫生界教育界委员并参加联组会时强调,"要把保障人民健康放在优先发展的战略位置,坚持基本医疗卫生事业的公益性,聚焦影响人民健康的重大疾病和主要问题,加快实施健康中国行动,织牢国家公共卫生防护网,推动公立医院高质量发展,为人民提供全方位全周期健康服务。"①疫情防控治理工作的实践经验和相关法治体系的持续优化,夯实了我国人民至上的健康立法基础,增强了以人为本的健康执法水准,完善了以民众为中心的健康司法服务,同时加快了我国健康经济的发展进度。在以习近平同志为核心的党中央的领导下,我国在法治轨道上统筹推进了疫情防控和经济社会发展,取得了伟大的成就。

---

① 这项工作,总书记强调"放在优先发展战略位置". 求是网,2021 - 03 - 09,http://http://www.qstheory. cn/zhuanqu/2021-03/09/c_1127190094. htm。

第六章

我国治理传染病的重大成就

中国共产党成立百余年来,在党的领导下,我国以正确的卫生工作方针为指导,充分发挥群众的主人翁精神,协同全社会参与,采用改良环境的卫生情况、养成良好的个人卫生习惯、计划免疫、正确分娩、使用安全饮用水和食品、对传染病进行防控等方式方法,在防治传染病、增强人民的身体健康素质、延长生命周期等方面取得了辉煌的成就。从个人层面上来说,这些辉煌的成就为我国人民群众的生命安全提供了充足的保障,促进了我国人民的健康意识不断提高;从社会角度来看,传染病防治事业的伟大成就推进了我国经济社会的稳步发展,创造了一个公平、安全和和谐的现代社会;从国家层面上讲,中国共产党领导人民治理传染病取得了辉煌成就,持续深化传染病防治事业的建设工程,为实现伟大复兴中国梦、建成社会主义现代化强国注入了新动力。中国共产党成立百余年,领导人民推进我国传染病防治事业取得了重大成就。

第一节 适应我国国情的传染病防治
法律体系不断完善

传染病防治法律法规,简言之,是调控管理传染病有关社会关系的法律法规的总和。我国传染病防治法律体系包含了多方面调度公共健康卫生社会关系的法律法规。[①] 传染病防治法律法规由两个主要部分组成,其一主要为传染病法规、规章制度及有关政策量身定做;其二分布于除此之外的法

---

① 赵冠男.我国重大疫情防控法治体系之完善——基于抗击新型冠状肺炎疫情的启示[J].医学与法学,2020,12(6):13-17.

规、规章制度及有关政策中。传染病防治法律法规是法律的一个部分，它是针对法现象中某种特殊现象（传染病防治法现象）所专门制定的。[①] 故有关法律学科方面的基础理论和原则，同样可以用于传染病防治的法律法规。

我国的卫生法律体系主要由传染病防治法律法规组合而成。传染病防治的法律法规是基于传染病学科建设的发展而建立起来的。传染病防治的法律法规不仅对卫生法的组成起重要作用，又与传染病的学科建设存在密切的联系，是法与医的联合。所以，传染病防治的法律法规是一系列具有职业性的法律体系。传染病学科建设的持续提升为传染病防治法律法规的快速发展提供了广阔的空间，并且传染病防治法律法规的不断进步会促进人民健康水平的持续提高，进一步促进社会文明向前发展。以传染病防治的实践为基础所提炼的体现事物发展规律的医学研究成果逐步纳入传染病防治的法律法规，是传染病防治的法律法规持续进步的重要动力和源泉。传染病防治的法律法规中囊括了许多最新最热的医学研究成果，反映了传染病防治法律体系建设的专职性，也反映了传染病防治的法律法规具有充分的实践性、应用性与广泛性。传染病防治法律体系的建立不仅来源于医学研究的繁荣发展，也充分展示了传染病防治法律体系的践行方式。传染病防治法律体系的存在与进步依赖医学研究的发展，因此，传染病防治法律体系中医学研究规章制度是必要的组成成分，具有重要的一席之地。传染病防治的法律体系所具备的专职性特征，不仅要求人民群众必须熟悉传染病防治法律法规的详细内容，也需要人民群众掌握必要的医学知识，特别是传染病有关的学科知识；反之，如若不能对传染病防治法律法规充分了解并掌握，就不能很好地遵循传染病防治的法律法规了。

21世纪初期，我国卫生法律的构建几乎满足内容较完整、框架较合理的构建要求。卫生法律法规相较于其他领域的法律法规来说，其独特之处在于它并非以某个母法或基本法律为基础[②]，而是由公共卫生法、医疗法和

---

① 胡伟力.传染病防治法制体系建设研究[M].成都：西南交通大学出版社，2021.
② 胡伟力.加快制定《基本医疗卫生法》的现实意义[J].人民论坛·学术前沿，2018(5)：116 - 119.

药事法这三个相互依存、休戚与共的部分构成。

我国卫生法律法规快速发展之时,传染病防治的法治建设获得了历史性的成果。传染病防治法律法规与我国其他法律法规相同的地方是以宪法作为指导纲领,基于全国人大常委会所决议的传染病防治法律法规,构建了包括法律、行政法规、地方性法规、部门性规制和地方政府的规章、各级政府卫生政策,以及最高人民法院、最高人民检察院的司法解释在内的一整套传染病防治的法律规范。[①]

我国传染病防治工作的主要载体包括宪法、法律、行政法规、部门规章、司法解释、地方性法规、地方规章等。

一、宪法

宪法作为我国的根本法律与传染病防治法律法规的来源,囊括了大量有关卫生的法律法规。传染病防治法律法规是宪法的践行体现,而宪法作为我国法律体系中具有绝对地位的法律,对我国的根本社会关系起主要调节作用,对国家的基础制度起决定性作用。但其大部分规范是不够具体的,并不具备一定的原则性,它要求三法,即民法、行政法和刑法以其他视角与形式对其进行具体转化。总之,民法、刑法和行政法都是宪法的实施法。[②]尽管在《中华人民共和国宪法》中暂未明确地对传染病防治有关事项的条例做出具体规定,但致力于立法工作的相关人员仍旧能在宪法中有关卫生工作的条例中找到有关传染病防治的法制体系建设的根据。行政法中的一大重要组成部分——传染病防治法律法规,承担实现我国宪法所要求的公民基本健康权的主要职责。基于此,传染病防治法律体系的完善程度对于践行宪法理念、保障宪法威严、确保宪法落实具有重要意义。传染病防治法律法规是在宪法的基础上建立健全的。在宪法中提及的关于我国开展医药卫生事业,确保人民健康权落到实处的有关规章制度,是传染病防治法律体

① 胡伟力.传染病防治法制体系建设研究[M].成都:西南交通大学出版社,2021.
② 孙芝军,田英杰.传染病防治法在法律体系中的地位及其法律关系的特点[J].中国公共卫生管理,1993(4):227-230.

系构建的起源和基础。而卫生立法是以保障人民生命健康作为指导思想的。健康权是人民群众最基本的权利,也是促进人民全面发展的根源所在,同时也为经济社会的可持续发展提供了必要的保障条件。传染病防治法律体系的调度对象是传染病防治关系,这要求将"保障人民群众的身心健康"作为卫生立法的指导思想与引领旗帜、立法的起源和目的。传染病防治法律体系的构建必须遵守我国宪法的基本原则,即毫不动摇地以经济建设为中心,毫不动摇地坚持四项基本原则,坚持改革开放,自力更生,艰苦奋斗。①

二、法律

我国现有卫生领域中的相关法律的颁布隶属于全国人民代表大会常务委员会的管辖范围内。新中国成立以来,第一次颁布的传染病防治法律是1989 年的《中华人民共和国传染病防治法》。②

三、行政法规

我国现有立法体系中,基于功效这方面来讲,国务院建立、拟定的行政法规一方面是为了践行特殊法律规定而开展的可行性立法;另一方面是将该处的法律空缺填上,将法律法规中的部分规章进行调整从而产生的创新性立法。在传染病防治的范畴内得到落实的是:可行性立法的行政法规包括1991 年党中央国务院通过的《中华人民共和国传染病防治法实施办法》③;创新性立法的行政法规有2003 年批准通过的《突发公共卫生事件应急条例》;另外,还包括1987 年通过的《公共场所卫生管理条例》和1996 年宣布的《血液制品管理条例》等的行政法规。

---

① 丁敏,李包庚.论习近平人民幸福观的核心要义与时代价值[J].河海大学学报(哲学社会科学版),2022,24(1):1-10+109.

② 王秀,王鑫.传染病防治执法工作中存在的问题与对策探讨[J].中国卫生法制,2000(6):18-20.

③ 冀祥德,任蕾.论我国疫情防控法律体系的完善[J].人民司法,2000,882(7):25-29.

四、部门规章

国务院的职能部门——国务院的各部委对党中央人民政府各有关领域的行政工作进行管理，其职能是执行法律法规。部门规章是具体落实行政责任、践行法律规章的主要媒介。传染病的防治广泛涉猎专职性规章制度，故在实际情况中，我国的传染病防治事业很大程度上依赖部门规章，特别是卫生行政部门方面的规章制度。

五、司法解释

最高人民法院和最高人民检察院是我国的司法机关，它们的司法解释在法律体系的具体实践中占据主要地位并发挥重要作用。1989 年，《中华人民共和国传染病防治法》①的通过，反映了我国传染病防治事业有了具体的法律遵循，但并未直接提及有关传染病防治法的司法解释。2003年，基于有效应对"非典"蔓延对我国人民造成的生命威胁，我国最高人民法院及检察院对传染病防控的有关法律方面的应用问题提出了司法解释这一说法。

六、地方性法规

地方性法规是地方权力机关贯彻落实法律、行政法规的重要载体。② 重大传染病肆虐之时，对所流行地区的人民群众的生命安全造成了严重威胁，除了中央政府需要进行必要的统筹调度外，各地区也应出台相应的地方性法规以满足不同地区的需求。比如，海南省人大常委会于 2003 年通过了《海南省预防和控制传染性非典型性肺炎传播的决定》。③

---

① 李梁. 职务型传染病防治犯罪的立法问题研究[J]. 政法论坛，2021，39(1)：112－121.
② 葛洪义. "地方法制"的概念及其方法论意义[J]. 法学评论，2018，36(3)：22－30.
③ 李燕. 海南省人民代表大会及其常务委员会大事记(2003 年 1—6 月)[J]. 海南人大，2003(10)：40－45.

七、地方规章

各地方政府也会以地方规章的形式,将法律、行政法规和地方性法规的内容进行细节上的规定,使其能更容易地被执行。2003 年"非典"时期,为有效减免人员伤亡、最大程度上降低传播风险,地方政府迅速反应并在短时间内批准通过许多地方规章,多个省、区、市颁布实施了《突发公共卫生事件应急条例》^①的有关办法及防治"非典"的管理办法^②。通过各个地区"非典"具体实践的地方规章,使得传染病的防治工作在各级行政部门贯彻落实。另外,除了以上提及的我国传染病防治法治体系的部分分支,由我国参加草拟并进行签署的世界卫生组织批准的宣言及条约等,也是我国传染病防治法律体系的一部分,而且国际法在面临世界性重大公共健康危机时更加能够凸显其重要性^③。

传染病会对人民群众的身心健康造成严重的影响,突发传染病会对国民经济产生不可估量的损失,损害经济社会的健康发展,一直是卫生领域的重中之重。1950 年,我国卫生部颁布了《种痘暂行办法》《传染病管理办法》^④《交通检疫暂行办法》等。全国人大常委会于 1957 年颁布了《中华人民共和国国境卫生检疫条例》,同年,我国卫生部通过了《中华人民共和国国境卫生检疫条例实施规则》^⑤。1983 年后,我国正式开展"改革开放"的伟大事业,相关立法工作在传染病防治领域逐渐开展,不断落地多部有关传染病防治领域的法律,并且在此期间内践行了我国第一部传染病防治法律法规。21 世纪,特别是"非典"的突然出现,加快了我国传染病防治法律事业建设的发展步伐,建立健全了传染病防护法律法规,并且我国国务院宣告试行有关传染病防治事业的法规条例。自此,中华人民共和国传染病防治法治体

①　邱泽青.我国卫生应急现状和发展策略探讨[J].中国公共卫生,2008(5):639-640.

②　斯科特·伯里斯,申卫星.中国卫生法前沿问题研究[M].北京:北京大学出版社,2005.

③　汪建荣.卫生立法发展研究[J].中国医院管理,1991,11(8):9-11+65.

④　胡克夫.新中国社会主义卫生事业和防疫体系的创立与发展[J].当代中国史研究,2003(5):119-124+128.

⑤　李明慧.新中国成立以来我国重大传染病防治变迁研究[D].济南:山东财经大学,2021.

系初具雏形。

第二节　爱国卫生运动蓬勃发展

党中央于 1952 年建立中央爱国卫生运动委员会,各地方政府随后也成立了委员会办公室,为新中国传染病防治事业的发展提供了重要的组织保障。但由于当时的人民群众普遍缺乏开展爱国卫生运动的认识,某些落后地区群众的参与性不足,阻碍了我国传染病防治事业的发展。比如,有些工厂干部认为,爱国必须要分清楚孰轻孰重,目前正处经济建设的阶段,应当放缓卫生工作的步伐;有些地区存在严重的形式主义问题,出现私下交易老鼠尾巴等弄虚作假的事件。党中央立即下达了整改指示。提高人民群众对卫生工作的重视,提倡践行爱国卫生运动。毛泽东同志在 1952 年召开的第二届全国卫生会议上鼓励群众参与爱国卫生运动,要求人民纠正个人不良卫生习惯,降低疾病的发生率,不断提高人民的健康水平,彻底打消敌人用细菌战攻击我国的念头。[①] 全国各地掀起了开展爱国卫生运动的高潮,例如上海市政府迅速组建了超过 100 个突击小组贯彻落实爱国卫生运动,地方团组织组织了近百万的青少年开展扫除垃圾、消灭蚊虫和老鼠的卫生活动,大大提高了人民群众参与卫生活动的积极性。

1958 年国务院颁布了《关于除"四害"、讲卫生的指示》[②],表明我国的爱国卫生运动已步入了新阶段。1960 年,党中央再次呼吁大家积极参与爱国卫生运动,进一步提升人民的身体健康水平。但因为后来出现的自然灾害,各地的工作重点转为保障生产、抗击灾害,使得公共健康事业的发展有所停滞。鉴于此,党中央于 1962 年再次呼吁各地根据实际情况进行政策调整,持续推进爱国卫生运动。自此,爱国卫生运动逐步进入常态和正规的轨道。

---

① 戴和圣. 毛泽东领导开展爱国卫生运动[OL]. 中国共产党新闻网,2020 - 06 - 12. https://http://dangshi. people. com. cn/GB/n1/2020/0612/c85037-31743978. html.

② 李洪河. 毛泽东与新中国的卫生防疫事业[J]. 党的文献,2011(2):36 - 41+64.

2012年,党在十八大上再次明确要求不断开展爱国卫生活动,积极提高人民的身心健康。于是,为改善城乡卫生环境、治理重大传染疾病,各种开展卫生运动的措施层出不穷,其中出现的"厕所革命",习近平同志非常重视,多次提出,必须将此项措施当作乡村振兴战略的一项具体工作来推进,努力补齐这块影响群众生活品质的短板[1],尽可能地提升群众的健康生活水平。

第三节 传染病防治应急体系更加健全

建立健全传染病防治应急体系是我国公共健康反应管理体系中的重要组成部分,它也反映了我国治理体系的优劣与治理能力水平的高低。为达到动态监测、防治传染病和统筹协调医疗资源的目的,有效保障政策方针的及时落地、正确执行,中国共产党将领导要求与实际情况相结合,深入推进准确、高效的传染病防治应急体系的构建。

一、指挥决策小组

指挥决策小组的建立可以为中华人民共和国的传染病防治事业起到牵头、引导、督促的作用,并且为成功进行传染病防治工作提供充分的组织保障。1955年,毛泽东同志向全国下达"一定要将血吸虫病彻底消灭"的工作指示,宣布建立党中央领导的血吸虫病防治小组。[2] 根据党中央的要求,县级以上政府成立了副书记带头的队伍,各地方建立了以区委带头的小组。各地的血吸虫病防治小组必须按时召开工作会议,对随时变化的血吸虫病制定针对性防控措施。在党和人民的努力下,在疫区内多个县市建立了多所职业防治所、防治站和防治小组,并取得了显著的成效。我国在各地方不仅成立了血吸虫指导队伍,也建立了传染病防治机构。1953年后的13年

---

① 黄磊,李中杰,王福生.新中国成立70年来在传染病防治领域取得的成就与展望[J].中华全科医学,2019,17(10):1615-1618+1748.

② 尹佳炜.毛泽东"送瘟神"的经验及其现实启示[J].学理论,2020(12):23-24.

时间里,卫生防疫站如雨后春笋般出现。截至 1965 年,全国范围内拥有2 499 所卫生防疫站[①],对全国城乡的传染病防治结合、统筹调度具有重要影响。自此,我国的传染病防治事业逐渐步入正轨。

二、疫情讯息上报机制

成立疫情讯息上报机制能在早期发现和识别重大传染病的传播,及时提醒人民群众并对重大传染病事件做出快速反应,进而最大程度将疫情的危害降到最小。新中国成立初期,疫情讯息上报机制的缺失导致有关防治部门对疫情信息的掌握不够及时,错过防控的最佳时机,造成不可估量的恶劣影响。20 世纪 50 年代,察哈尔某县的出现麻疹,由于地方政府未能及时上报,被中央发现后,虽然在短时间内控制了麻疹的传播,但造成数名幼儿死亡的惨重代价。为了减少此类不良事件的发生,党中央要求尽快建立健全疫情讯息上报机制。1950 年,闽、浙、赣三个省共同发布了鼠疫的报告办法,要求在鼠疫发生 12 小时内必须向上级报告。[②] 同年 11 月,北京出台《传染病预防及处理暂行办法》,要求传染病病例出现 12 小时内必须向上级报告。东北三省也相继颁布新政策,对鼠疫发生的报告过程做了详细规定:当村里发生鼠疫时,必须在 3 个小时内上报给卫生员;必须在 4～8 小时内向区里报告;区里必须在 24 小时内向市里报告;市里必须在 48 小时以内向省里报告;省及市在接到报告后应立即致电卫生部。[③] 1955 年,我国卫生部试行《传染病管理办法》,要求出现甲类传染病病例后即刻向传染病防治机构报告。部分省将传染病报告与奖惩挂钩,对积极上报疫情的单位及个人给予肯定;反之,对未能及时上报疫情而造成严重影响的单位和个人进行处罚。疫情讯息上报制度为尽早防治传染病提供了充分的依据,并且为后来健全我国传染病防治应急体系打下了坚实的基础。

---

① 中华人民共和国卫生部. 中国卫生统计年鉴(2008)[M]. 北京:中国协和医科大学出版社,2008.

② 华东区中南区联合防治鼠疫实施办法草案[J]. 华东卫生,1950(1):1-5.

③ 东北人民政府卫生部鼠疫防治院. 防治鼠疫工作常规[M]. 沈阳:东北医学图书出版社,1952.

三、经济保障体系

新中国成立伊始,我国还存在公共健康资金链不完整、资金缺乏等问题。但对于经济困难的群众,中央仍然想方设法减少他们的支出,深入推进传染病的防治工作。血吸虫病暴发时期,党中央对血吸虫患者就医采取适当减免治疗费用等办法,提高治疗血吸虫病的就诊率,进一步减少因血吸虫病死亡的人数;并对血吸虫病重灾区、经济相对落后地区和少数民族的群众提供照顾政策,减少群众就诊的后顾之忧。1961 年,我党为有效保证公共健康工作者的基本权益而采取了各种措施:确保经济困难工作人员的合理薪资诉求;在公社和我国传染病事业的补贴拨款中划出一部分作为工资发放;要求城市内的医护工作者下到农村帮扶期间,不得降低粮食的标准,并且保障其正常的休假权利。除了以上提及的经济保障以外,党中央对实施政策作了修正,鼓励社会参与医药经费的筹集。此项举措不仅不会对我国的经济情况产生较大的影响,而且能够深入推进我国乡村卫生事业的发展。这是党中央一项解决民生问题、安抚人民情绪的创新性机制变革。

第四节　传染病防治人才队伍建设成绩斐然

新中国成立以后,我国经过不断培养高水平传染病防治人才,逐步建立了一支强大的传染病防治人才队伍。截至 1983 年,我国已经拥有 24 569 名从事公共卫生的医生,但在 1952 年仅有 532 人从事该专业。32 年间,公共卫生医生已是原来的 46.2 倍。1984 年我国一共完成 56 427 人次的中级卫生医士的培养工作。[①] 另外,我国将预防医学教育培养人才的范围扩展到助产专业、医学检验专业、妇幼保健有关专业、流行病与统计学专业和医学管理专业。传染病防治事业的发展是伴随着培养人才数量的增加和质量

---

① 《中国卫生年鉴》编辑委员会.1984 年中国卫生年鉴[M].北京:人民卫生出版社,1986.

的提升而发展的。我国主攻公共卫生专业的医师和医士不仅是有着一定传染病防治能力的高、中级专业人才,而且具有充足的经验,能对初级防疫工作者在基层开展卫生工作起到重要指导作用。农村的公共卫生事业作为我国传染病防治事业的重要组成部分,需要初级卫生工作者的参与与推动。

1984 年,我国共有 23 736 人次参与卫生管理培训,其中厅、处和科级干部 9 051 人次,普通干部 14 685 人次。[①] 对前来学习培训的公共卫生医师和硕博研究生进行重点培育,有意识、有目的地建立了一支高水平传染病防治相关的教学和科研人才队伍。另外,重视预防医学的课程教育和实践,将科学研究和防治机构相结合,不断突破传染病防治事业的难点和重点,并进行科研成果的转化,使其为我国的传染病防治事业作出贡献。

进入改革开放时期,传染病学科建设也步入了快速发展的时期,我国的传染病防治的教育体系、教学手段以及授课内容发生了彻底的变革。随着我国卫生领域组织框架的不断健全,涌现了多所传染病学科相关研究所。多所高等医学教育院校与综合大学进行兼并,与此同时,在原有课程的基础上增加了其他学科的授课内容,以达到多样化教学的目标。1977 年,随着高考的恢复,我国的传染病学科教育也逐步复苏。1980 年,我国进一步扩大了公共健康学科的研究生人才队伍,持续为我国输送传染病防治的高水平人才。另外,除了对传染病学科进行常规的变革以外,另一重点在于要求临床医学学生开展传染病基础知识课程的学习。除了临床医学专业增设预防医学有关课程,包括护理学在内的其他医学相关专业也逐步开展传染病学教育课程学习。按照 1991 年针对各大高校临床医学专业对预防医学这门课程的基本要求[②],临床医学专业的学生必须树立防治一体化和强调预防的科学观念,以人民的健康作为工作的出发点,为未来顺利推进医疗、教学与科研工作打下坚实的基础。

---

① 姚家祥. 新中国预防医学历史经验[M]. 北京:人民卫生出版社,1988.
② 艾自胜,李觉,戴秋萍. 临床医学专业预防医学实习回顾与基地建设探索[J]. 上海预防医学,2010,22(11):584-586.

步入 21 世纪以来，我国揭开了公共卫生专业硕士研究生招考的序幕。一部分医学类院校非常重视传染病防治教育建设，逐步增设传染病防治有关专业。《关于加强国家级卫生应急队伍建设的通知》指出，我国的传染病防治相关人员不能忽视对卫生应急知识与技能的巩固和提升，要求每年至少进行一次且每次不少于 16 个学时的卫生应急知识与技能的培训。[①] 为21 世纪顺利转型的需要，我国卫健委积极开展中国现场流行病学的培训项目[②]，以国家视角构建了一支传染病防治队伍，并进行突发重大公共健康事件调查，参与全球性的沟通与协作。

我国的现代传染病学科教育已经有超过 60 年的历史，全国现有超过100 所高校的公共卫生中心培养 5 年制的预防医学专业本科生；有着超过45 所的高等教育学府开设公共卫生专业的硕士研究生教育课程；至少有 13所院校设置预防医学的博士点。我国的传染病防治学科教育已经逐步建立并健全相对完整、多元化的人才队伍建设体系，构建了极具中国特色的传染病防治人才教育体系，不断培养高水平医学人才，有力地推动了我国传染病防治事业的发展。

第五节　传染病流行得以有效控制

2021 年，我国甲类和乙类传染病报告发病共计达 272.7 万人次，死亡人数达 2.2 万。发病病例在前 3 位的是病毒性肝炎、肺结核和梅毒；死亡人数在前 3 位的是艾滋病、肺结核和病毒性肝炎。从图 6－1 可知，2015—2020 年，我国甲类和乙类传染病报告发病数呈居高不下，且死亡例数呈逐年增长的趋势，表明这五年内我国传染病防治事业处于瓶颈期，暂未寻找到

---

① 吴俊,叶冬青.新中国公共卫生实践辉煌 70 年[J].中华疾病控制杂志,2019,23(10):1176 - 1180.

② 龚震宇,林君芬,夏时畅.突发公共卫生事件应急机制建设的探索与思考[J].中国农村卫生事业管理,2005,25(12):26 - 28.

重大传染病防治的突破口和有效治疗方法；2019 年开始，我国甲类和乙类传染病共报告发病人次开始有所减少，我国传染病防治事业出现了转折；2011—2021 年，甲类和乙类传染病共报告病死数总体来讲呈上升趋势，反映了我国传染病防治事业的发展仍面临着艰巨的任务。图 6-2 可以反映出，近十年来全国范围内丙类传染病的总报告发病例数总体较稳定；死亡率

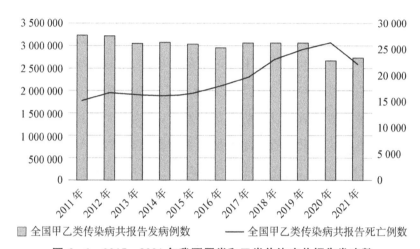

图 6-1　2015—2021 年我国甲类和乙类传染病共报告发病数

（注：本图根据 2015 年至 2021 年我国卫生健康事业发展统计公报统计数据绘制。）

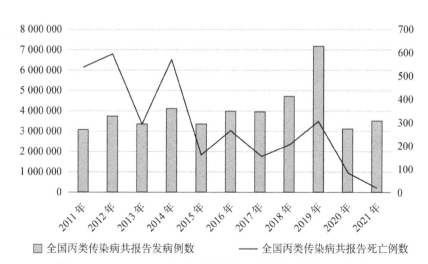

图 6-2　2015—2021 年我国甲类和乙类传染病共报告发病数

（注：本图根据 2015 年至 2021 年我国卫生健康事业发展统计公报统计数据绘制。）

呈大幅下降,这与近年来人们健康意识提高、医疗保障体系逐步完善、医药科学研究进步等密切相关。

一、天花

天花在全球的流行可以追溯到 3 000 多年前,是一种十分古老的疾病。公元前 1160 年,古埃及法老的木乃伊面部就有天花留下的瘢痕。天花病毒会诱发一种严重的传染性疾病——天花。天花所波及的地方,病死率极高,即使是活下来的患者也会留下十分可怕的后遗症,对日常生活产生重大影响。基于天花的以上特点,人类与天花展开了轰轰烈烈的抗争活动,我国第一次开展接种人痘的活动以预防天花的发生,成为首个使用人工免疫手段预防传染性疾病的国家。随后此类预防手段普及全球,并且随着科学技术的进步,人痘不断进化,最终形成现代的疫苗。新中国成立初期,党中央高举"预防为主"的旗帜,要求 3～5 年内必须彻底消灭天花。1950 年 10 月,中央政府批准通过了《关于发动秋季种痘运动的指示》和《种痘暂行办法》[①],说明牛痘接种活动是新中国开展天花防控工作的政策,为天花在我国的消灭奠定了政策基础。基于天花在我国大流行并对人民群众的生命健康造成严重威胁,我们党和政府提倡开展人人种痘的计划免疫活动,截至 1954 年底,天花在我国的大中型城市中已经无法找到出现的痕迹。随着 1961 年春天于境外输入的最后一次天花被成功防治后,我国在 1961 年彻底击败天花,比 1980 年世界卫生组织宣布消灭天花还要早 19 年。[②]

二、鼠疫

鼠疫是一种烈性传染病,具有快速、广泛传播的特点,对人类的生命安全造成了巨大的威胁。新中国成立以前的数百年内,我国频繁发生鼠疫,呈间歇性流行。1949 年后,中国共产党和中央政府在"预防为主"的卫生工作

---

① "种痘"灭天花[J]. 中国卫生,2019(11):45.
② 第三十三届世界卫生大会宣布在全世界已消灭天花[J]. 中国临床医生杂志,1981(1):48.

方针下开展我国的卫生工作,团结群众和卫生工作者,贯彻实施防治措施,扭转了我国原有鼠疫间歇性广泛传播的局面。经过我国防疫工作者的大量调查和实验研究发现,鼠疫主要起源于松辽平原、内蒙古、锡林郭勒高原、天山、帕米尔高原、甘宁黄土高原、青藏高原和滇西北地区。新中国成立以后,我国才出现有关鼠疫菌的记录。检出鼠疫菌的地区以内蒙古地区为主,其次为云南、福建等地。在科研人员的努力下,基本能正确预测和有效控制鼠疫的出现与蔓延。由于鼠疫长期、反复在我国境内大流行的情况并未得到有效缓解,我国在新中国成立初期开展了大范围的消灭鼠蚤等活动,最大程度地控制了鼠疫的流行,并掌握了其流行特点,成功在我国东北地区开展消灭鼠疫的试点工作并推广防疫经验,基本实现了达乌尔黄鼠疫源地无法检出鼠疫菌的目标。另外,经过对鼠疫起源地的深入研究,发现了鼠疫菌在不同发源地具有各异的生化特征,研究不同地区的鼠疫分布规律对于实施分区灭鼠、提高工作效率、彻底消灭鼠疫具有重要意义。我国公共卫生研究人员已经证实,龙胆紫对抑制鼠疫菌具有良好的作用效果,并且有利于培养鼠疫菌,推进疫苗的研发工作。自 1973 年全面推进鼠疫菌 F1 抗体和抗原的科学研究后,我国已经成功使用放射免疫分析和酶联免疫吸附实验[①]进行鼠疫菌 F1 抗体的检测。在党的领导下,各地方政府团结合作,受到鼠疫牵连的地区都成立了防疫委员会,揭开了反击鼠疫攻坚战的序幕。经过党和人民群众的通力合作,大大降低了鼠疫的发病率。1950 年至 1953 年的 3 年间,1953 年鼠疫发病数较 1950 年降低了 90%,1955 年时基本控制了鼠疫的发展。[②] 自第十个五年计划起,我国对鼠疫防治事业进行了统筹规划,在此期间,原卫生部的办公厅向公众宣布要对 2003—2005 年的全国鼠疫防治工作进行统一安排,并按"抓住关键、科学规划、分类引导"的原则开展鼠疫的防治工作。2021 年,我国共计发生鼠疫 1 例,未发生因鼠疫死亡的病例。

---

① 陈灵,王淑学,莫秀芬.髓磷脂碱性蛋白及其抗体在脱髓鞘疾病诊断中的意义[J].吉林医学,1990,11(2):87-88.

② 姚晓恒,李昊,田洁.全面推进鼠疫防治事业发展为全民健康助力全面小康保驾护航[J].中国地方病防治,2020,35(5):597-600.

自此,鼠疫在我国范围内基本得到控制,几乎不会对人民群众的健康构成威胁。

三、流行性脑脊髓膜炎

流脑因具有高发病率和高病死率的特点,长期以来受到人们的重视。针对流脑和病原菌的科学研究可以追溯到 100 多年前,其具有超过 60 年抗生素治疗的历史,相关疫苗的研发和投入使用也已经具有多年的历史,但本病在发展中国家的儿童中仍然具有高病死率的特点。我国也在流脑高发区内。自新中国成立以来,流脑的防治和科学研究事业一直为我们党和国家所重视。20 世纪 60 年代以后,疫情报告逐步萌芽,传染病管理办法中将流脑规定为乙类传染病。党和政府一直以"预防为主"的工作方针为指导思想,将科学研究和防治工作结合,在流脑流行之时开展爱国卫生运动和干部技能培训,将防治措施落到实处。1967 年的春天,流脑在我国大流行。卫生部组建了流脑防治工作组,各级防疫领导组建流脑防治工作指挥中心,党中央立即发布通告,要求各级领导将流脑的防治作为当前的工作重点,必须在短时间内终止流脑的流行。我国各单位以及各地方迅速组建防治队伍奔赴疫区进行支援,将群众的参与作用最大化,做好流脑的防治工作。针对流脑患者,做到早发现、早诊断、早治疗[①]和就地抢救,以有效控制流脑疫情。截至 1967 年 4 月,流脑在我国的发病率直线下降,流脑防治工作取得了阶段性的胜利。此次流脑大流行后,大众加深了流脑对人民群众健康造成严重危害的认识,对防治工作中的经验与不足进行了总结与反思。在我国卫生部的领导下,相关科研部门、防疫研究所、医院等进行合作,组建了一支流脑科研防治人才队伍,在当时缺乏设备和资源、面临诸多困难的严峻形势下,矢志不渝地开展流脑相关科学研究,并在实践中检验科学研究的成果。在流脑的治疗方面,最初使用磺胺药进行治疗疾病和改善预后,流脑

---

① 甘荣海. 云南省流脑流行病学分析及监测防治对策的探讨[J]. 预防医学情报杂志,1993(S1):76 – 78.

的病死率在新中国成立前后下降了 50％左右；由于磺胺药物会对脑膜炎菌产生耐药性，1966 年流脑再度流行时，科研人员便提出使用灭活的全菌菌苗；1965 年提倡将阿托品和山莨菪碱联合使用于暴发型流脑的抢救，此次药物的推广使用将流脑的病死率由 1960 年的 67％降低到 14％。在流行病学方面，能够对流脑的流行进行科学预测并最大程度上控制流脑带来的不良后果。1975 年流脑在河南流行时，卫生部下派工作组进行实地考察和研究后预测，1977 年我国会出现流脑大流行，于是立即召开了流脑的防治工作会议，对流脑的防治工作进行了统一部署，普及相关防治知识和措施，有效地控制了流脑的流行。在疾病疫苗方面，经过科研人员的不懈努力，成功研制出流脑多糖菌苗，可以达到 90％的预防效果[①]，并且在全国大范围推广使用，取得了良好的成效。2021 年，我国总计有 63 例流脑发病数，经过全力控制和治疗，最大程度降低了病死率和扩散范围，当年流脑的病死率仅为 7.9％。

四、霍乱

霍乱弧菌可以引发一种急性胃肠道传染病，我们称之为霍乱，临床上会表现出严重的腹泻和呕吐，以及因此引发的循环衰竭和电解质紊乱等症状，甚至会导致死亡。霍乱具有急性起病、快速传播、影响广泛等特点，严重影响了全球的经济、旅游事业交流和沟通。在《中华人民共和国急性传染病管理条例》中，我国将霍乱与鼠疫一同归到"甲类传染病"中进行管理和处置。霍乱以输入性疾病为主，具有经水传播的特性，大多数分布于沿海地区。霍乱在旧中国流行长达 100 多年之久，由于当时政府的不作为，给霍乱的防治工作带来诸多困难。新中国成立以后，党和政府对霍乱疾病的预防和控制工作高度重视，全国人民上下一条心，积极参与防治工作，统筹调度工作措施，具体问题具体分析，与霍乱进行持续抗争，成功控制了在我国流行长达百年之久的霍乱。据 2021 年我国卫生健康事业发展统计公报数据，2021

---

① 袁承德，连文远，苏万年. 流行性脑脊髓膜炎的免疫预防[J]. 中级医刊，1984(4)：4-6.

年全国霍乱报告发病 5 例，经过及时治疗和控制，实现了霍乱零死亡的目标。

第六节 中西医结合保障人民群众健康

我国医疗卫生领域主要由中医、西医和中西医结合三大主流医学组成，其中，中医作为我国医疗卫生领域的重要一角，其优势逐步被全球认同。十八大以后，党中央提议增加对中医的重视程度，凸显中医对生命、健康和疾病的独特见解。2017 年，《中华人民共和国中医药法》①开始实施，并将中医的发展提高到国家战略的位置，自此，我国中医事业逐步向法制、规范和科学的方向转变。《国际疾病分类第十一次修订本》中第一次将中医纳入传统医学的章节②，中医逐步走向世界并为世界卫生事业作出贡献。我国逐步建成健全中医的卫生体系，不断扩大中医的辐射面。由图 6-3 可知，2011—2021 年的十年间，我国中医医疗机构的总数、从事中医的卫生人员、床位数量及总诊治人次③总体上呈上升的趋势。截至 2021 年年底，全国有 99.6% 的社区卫生服务中心、99% 的社区卫生服务站、99.1% 的乡村卫生院和79.9% 的村卫生室④开展中医治疗和服务。另外，中医大力广泛宣传带动了我国中医领域保健和康复事业的出现和发展，深入推进中医专科和专病体系的建设，在家庭医生提供的服务内容中增加中医这一极具特色的技术，不断改进中医传统治疗方法和服务模式。中医在传染病防治事业中凸显了其独特的优势，《抗击新冠肺炎疫情的中国行动》白皮书中提及："中医药参与就诊确诊病例的占比高达 92%，中医药服务在疫情防控中发挥了全链

---

① 李和伟，王启帆，付宇.中医防控慢性病的优势与发展思考[J].中华中医药杂志，2018,33(11)：4821-4823.

② 邹世界.传统医学正式纳入国际疾病分类[J].中医药管理杂志，2019,27(11)：97.

③ 庄琦.始终把人民健康放在优先发展的战略地位——党的十八大以来健康中国行动的成就与经验[J].管理世界，2022,38(7)：24-37.

④ 数据源于 2021 年我国卫生健康事业发展统计公报，卫生健康委员会网站.

条、全周期、全过程的积极作用。"①

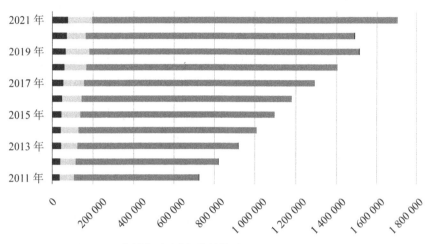

图 6 - 3　2011—2021 年我国中医药医疗条件发展情况

（注：本图根据 2011 年至 2021 年我国卫生健康事业发展统计公报统计数据绘制。）

中国共产党对待中医的态度是辩证发展，对于我国传承下来的优秀医学传统必须继承和保持。除此之外，中国共产党还创造性地开设了一门学科——中西医结合医学，这门学科是不附属于中、西医任何一门的新生力量。1935—1948 年，中医相关政策持续发展，对于中医的有关认识逐步深化，提出了"将中医专业化，将西医本土化"和"中西与西医应该加强合作"。新中国成立以后，提高了中医在我国医疗卫生领域的地位。我国成立了各级各类中医领导管理部门，大力开展中医的教育，深入推进中医人才队伍事业的建设，开设中医领域的科学研究所，持续健全中医的治疗和保障服务体系，等等。

中医与西医结合的问题可以追溯到新民主主义革命时期，但是在新中国成立以后，中西医结合医学这门新兴学科才出现在人们的视野中。1954

① 《抗击新冠肺炎疫情的中国行动》白皮书，国务院新闻办公室。

年,党中央批准通过《关于改进中医工作问题的报告》,报告中指出需要加大提倡和团结西医向中医学习的力度,这提升了中医和西医知识结合工作的规范和科学程度。1958年,毛泽东同志在《关于西医学习中医离职班情况成绩和经验给中央的报告》中指出,要求在我国范围内举办西医离职学习中医的学习班①。这在全国范围内刮起了中西医联合的新风潮。1970年,我国首届中西医结合的工作会议②在周恩来同志的指示下召开,周恩来同志对我国当时的中西医发展工作进行了经验总结。1983年,通过对中西医结合的大力宣传和普及,全国范围内西医离职进修中医并顺利结业的达131 305人次,学习时长大于2年的医师达4 386人次,2年以内的医师达到12.69万人次。1983年,我国被正式评为中西医结合主治医师以上技术职称的有2 230人。③截至2022年底,全国共有762家中西医结合医院,有133 787张床位,开设中西医结合门诊部519个,188张床位,9 625个中西医结合诊所,1个中西医结合研究所。④

我国将中医和西医结合,提升传染病防治体系的科学性。新中国成立以后,我们党和政府高度重视中西医结合,并做了与中医合作、将中医与西医联合、构建科学性的传染病防治体系的指示,就具体的传染病,如天花、鼠疫、霍乱等进行科学实验,取得了显著的成效。新中国成立初期,我国大多数农村地区缺乏开展卫生工作的人员,但形成了高资历的中医医师培训后起力量的传统中医培育方式。这样的培育模式促进了我国传染病防治事业的稳步发展,将我国农村的传染病防治事业的灵活性和变通性最大化,同时也对构建中医药人才培养体系具有启发作用。中西医结合医学这门学科已经逐步壮大成为一股具有较强医疗服务能力的新生力量,持续提高为人民健康服务的能力,为我国的医疗事业特别是传染病防治事业提供了新思路。

---

① 中共中央文献研究室.毛泽东年谱(1949—1976)第3卷[M].北京:中央文献出版社,2013:462.

② 樊学庆.新中国成立后周恩来对团结中西医工作的思考与实践[J].党的文献,2013,155(5):65-71.

③ 中华人民共和国卫生部.人民卫生事业的巨大发展[J].中国医院管理,1984(10):3-10.

④ 数据源于2022年我国卫生健康事业发展统计公报,卫生健康委员会网站。

第七节　妇女儿童卫生工作取得显著成效

　　中国共产党一直以来都将妇女儿童这一弱势群体的健康情况作为工作重点之一,致力于维护和保障妇女儿童的健康权。1924 年,杰出的无产阶级革命家、中国共产主义运动的先驱——李大钊先生特意为妇女儿童发声,撰写了一篇文章,描述上海资本家对妇女儿童工人的剥削和极端的工作环境,向广大青年和社会呼吁重点关注妇女儿童的健康问题。[①] 1927—1937年,毛泽东同志曾特别关注过井冈山地区的妇女生育的问题。1935—1948年,中国共产党持续关注妇女儿童的卫生工作开展情况,在此期间,中央妇女委员会领导广大群众开展了妇幼卫生运动。当时的根据地存在婴儿死亡率高、产妇发病率高等突出问题。中国共产党为了改善根据地的妇儿健康情况,开展了许多相关卫生工作,比如进行卫生宣讲、开设妇幼保健所、变革陋习,等等。

　　新中国成立之后,党和政府高度重视我国妇女儿童的卫生工作。[②]1949 年颁布的《共同纲领》中,特意提及"注意保护母亲、婴儿和儿童的健康"和"提倡国民体育,推广卫生医药事业"[③],反映了政府十分重视妇女儿童的卫生工作。我国妇女儿童的卫生事业经过 70 多年的稳步发展已经取得了显著的成果。首先,在全国范围内逐步建立了妇女儿童卫生的行政服务机构,不断完善城乡妇女儿童的卫生保健网络。截至 2021 年底,我国已有妇幼保健机构 3032 个,床位数达 260132 张。其次,对妇女儿童健康产生威胁的疾病得到控制,提高了妇幼卫生工作的服务能力。在新接生法向全国推广的前提下,世界卫生组织于 2012 年向全球宣告中国的妇女儿童破伤风已经得到有效控制(2021 年新生儿发生破伤风总计 23 人次,因破伤风死

---

　　① 中国李大钊研究会.李大钊全集(修订本)第四卷[M].北京:人民出版社,2013.
　　② 秦耕.筑牢全民健康基石[J].中国卫生,2019,410(10):52-53.
　　③ 中国人民政治政治协商会议.中国人民政治协商会议共同纲领[N].人民日报,1949-9-30.

亡的新生儿共计 1 人),产褥热控制良好,妇产科出血死因死亡率从 2000 年的 20.8/10 万下降到 2017 年的 5.7/10 万,下降幅度达 72.6%;孕产妇死亡率从 1990 年的 88.8/10 万下降到 2018 年的 18.3/10 万[1],下降了 79.4%。我国在 2014 年提前实现联合国的千年发展目标[2]。截至 2015 年,孕产妇死亡率在 1990 年基础上下降了 3/4,[3]走在全球前列。另外,在党的领导下,我国的妇幼保健工作逐步提升了分娩、产后护理、儿童保健等领域的服务能力,不断缩短妇幼卫生工作的城乡、地区差异。2018 年,农村孕产妇死亡率为 19.9/10 万,城市孕产妇死亡率为 15.5/10 万,相较于 1990 年分别降低了 81.2% 和 67.2%。2018 年,东部地区孕产妇死亡率为 10.9/10 万,中部地区为 20.0/10 万,西部地区为 25.2/10 万,相较于 1996 年分别下降了 61.9%、70.5% 和 81.2%。在妇女儿童领域加大对艾滋病、梅毒和乙肝病毒母婴传播防控的工作力度,免费为全国的孕产妇提供筛查技术和干预服务。通过我国所有卫生人员的团结协作,孕产妇艾滋病、梅毒和乙肝的检测率基本稳定于 99%,干预前艾滋病的母婴传播率为 34.8%,进行干预后,2018 年艾滋病的母婴传播率降至 4.5%,先天性梅毒的病例下降了 70%,最大程度地将儿童的新发感染率降到最低。我国妇女儿童的健康得到了强有力的保障。

经过百余年的持续奋战,中国共产党领导下的传染病防治事业取得了辉煌的成绩,大大提高了人民群众的身体健康水平,不仅丢掉了"东亚病夫"的帽子,而且持续提高了我国传染病防治工作的实力和医疗保障服务的能力,进一步提高了我国民众的身体素质和健康意识。世界卫生组织向全球肯定了我国传染病防治事业取得的成就。但是,必须明确一点,纵然我国已经在卫生领域大展宏图,但我国传染病防治事业的发展过程中仍存在很多挑战和困难。我们必须承认,我国当前正处于社会主义阶段并将长期处于

---

[1]　中国妇幼健康事业发展报告(2019)。

[2]　值得注意的是,联合国千年发展目标要求到 2015 年,孕产妇死亡率要在 1990 年基础上下降 3/4,中国于 2014 年提前实现,是全球为数不多实现这一目标的国家之一。

[3]　张悦,郭海强.1991—2017 我国妇幼保健主要统计指标趋势分析[J].中国卫生统计,2019,32(5):642-643.

社会主义初级阶段①,存在供给和分配不合理的现象。我们应当充分认识到自身的不足,在已有的重大成就上推陈出新,坚持中国共产党的领导,继续推进我国传染病的防治事业走向新的阶段。

———————————

① 王立胜.深刻把握新发展阶段的历史逻辑[J].人民论坛,2021(7):33-37.

第七章

我国推进传染病治理现代化的历史经验

中国共产党成立百余年来，我国走出了一条中国特色的传染病防治新道路，在推进我国传染病防治事业发展的过程中所产生的力量和经验具有重要的借鉴作用。我们应该基于过去丰富的传染病防治经验，对将来可能遇到的阻碍和变化进行充分了解和掌握，以顺应时代和社会的发展变化，坚持将传染病防治的常态化和战时状态相结合，走好具有中国特色的传染病防治道路。我国人口基数巨大，做好我们国家自己的传染病防治工作，不仅能够推动我国经济社会的持续进步，也能对全球传染病防治事业的蓬勃发展产生重要的促进作用。1985年后，医疗行业的市场化体系改革将收费自主权扩大并下放到不同的医疗单位，这一举措成功地提高了不少医疗单位的积极性，但随之而来的问题——"看病困难重重、费用负担沉重"逐步成为不可小觑的社会矛盾，这违背了新中国成立以来倡导的"医疗福利化"理念。我国于2009年有序、稳步地推进了医药卫生体制的改革。此后的20多年，我国的卫生事业取得了耀眼的成效，我国购买基本医疗保险的人数超过13亿，医疗保险基本完成高覆盖、高参保的目标。我国持续健全城乡医疗保障机制，充分保障人民群众的就医和健康。随着"新医改"的进行，我国的医疗卫生服务体系事业不断向前进步，城乡医疗卫生服务网络逐步完善，我国的医疗卫生应急救援体系在全球相关领域走在前列。贯彻落实"健康中国"的科学战略，将进一步筑牢我国传染病防治事业的根基。中国共产党领导人民推进传染病防治事业取得了重大成就，积累了宝贵的历史经验。

第一节　坚持和加强党的全面领导

中国共产党成立百余年来，我国在传染病防治事业上获得重大成就的根本原因是"坚持党的领导"。只有毫不动摇地坚持党的全面领导，才能在最短的时间内控制传染病的流行，尽可能将传染病对人民群众生命健康的危害降到最低。一批又一批具有坚定信念的中国共产党党员始终冲在救援的一线，肩负着保卫我国最广大人民群众的健康的重大责任。

在《中共中央关于党的百年奋斗重大成就和历史经验的决议》（简称《决议》）中，习近平同志认为，党的领导，不仅是我们党及国家的根源、立国之本，也是维系全国不同民族人民群众利益和命运的纽带。习近平总书记深刻指出："党的领导是党和国家事业不断发展的定海神针。"①回望党走过的百年征程，可以反映"坚持党的领导"是科学观点，是充分借鉴和汲取历史、实践、理论后得出的科学结论，且具有充分的历史、理论、实践科学逻辑。

中国共产党自 1921 年成立以来，清楚地认识到自身是中国工人阶级、中国人民和中华民族的先锋队，②并高举"马克思主义"和"社会主义"的旗帜，坚定追求共产主义的远大抱负和理想信念，牢记自己为人民谋幸福、为中华民族谋复兴的初心与使命，带领中国各族人民，历经长期的英勇反抗、顽强拼搏，成功获取新民主主义革命、社会主义革命与建设、改革开放与社会主义现代化建设三大辉煌成就，带领社会主义现代化强国的建设事业进入新阶段并获得伟大成就，产生了里程碑式的变革。③ 党的百年英勇奋斗，从根源上革新了中国各族人民的前途与命运，开辟了一条实现中华民族伟大复兴中国梦的正确道路，展现了马克思主义顽强的生命力，④对全球的历史发展过程产生了深远的影响，并将党锤炼成为紧跟时代步伐的马克思主义政党。中国共产党经过百年的艰苦奋斗所取得的历史性成就可以证明，中国共产党是一个正确、崇高、神圣的马克思主义政党，是领导中华民族完

---

　　① 江金权.坚持党的全面领导[N].人民日报，2021－12－13.

　　② 田心铭.牢记中国共产党是什么、要干什么这个根本问题[J].马克思主义理论学科研究，2022，8(5):4－16.

　　③ 习近平.在庆祝中国共产党成立 100 周年大会上的讲话[J].求是，2021(14):4－14.

　　④ 陈理.深刻理解把握制定第三个历史决议的深刻依据、丰富内涵、重点内容和核心要义[J].中共党史研究，2021(6):5－17.

成伟大复兴事业的核心所在。① 历史和人民坚定的选择了中国共产党,由此决定了我党是中国特色社会主义事业的领导核心地位和执政地位。实践表明,中国共产党没有辜负人民和历史的期望,中国共产党始终向人民和历史的选择负责。

中国共产党带领全国人民进行社会革命、建设和改革,取得了历史性成就,我们党的领导是全面的领导。从党的百年奋斗史中可以看到,我们党和人民群众的事业是否蓬勃发展很大程度上受到党全面领导的影响。坚持党的领导,可以促进党和人民的事业持续发展;减弱甚至摒弃党的领导,会阻碍党和人民的事业繁荣昌盛。党的全面领导有力地保障了我国传染病防治事业的向前发展;是党和国家的基础、立身之本,也是人民群众利益和幸福之基。在中国共产党的百年奋斗中,党在各项政策、法规体系、救援应急、方法措施等,由点及面地对我国传染病防治事业进行了铿锵有力的正确领导。在面临危及人民群众生命安全的公共健康事件时,组建了上至中央、下到地方的各级小组,实现了从党中央到各地方的全面领导,成功地解决了各项公共健康事件。我国传染病防治工作的开展是在党的领导下进行的,传染病防治工作与党的全面领导紧密相关。党成立伊始,中央便严格要求各级地方党委对各地的医疗卫生工作加强重视程度,以确保人民群众的生命健康。中国共产党之所以能克服种种困难,打败各路劲敌,促进党和人民的事业不断向前进步,是因为坚持了党的全面领导。在不同层面和各个环节的传染病防治工作中,始终牢记和坚持贯彻党的领导,将党的领导转化为传染病防治事业的蓬勃发展,促进形成共同建立、治理和分享的公共健康发展新模式,推动我国传染病防治事业的高质量、快速发展。

中国共产党在带领人民进行革命、改革和建设伟大事业的过程中,需要对当前已有的制度和可用资源进行规划,使其作用最大化,以达到高效精准对国家和社会进行管理的宏伟目标。坚持党的全面领导,从根本上保证了我国传染病防治攻坚战取得重大胜利。在党的领导下,最大程度发挥统筹

---

① 闻言.党的领导是中国特色社会主义最本质的特征[N].人民日报,2016-6-23.

部署和领导的制度体系优势,坚持全国一盘棋,集中力量办大事。^①新中国成立以后,党在我国传染病防控事业中始终贯彻党的正确领导。20 世纪 50 年代初期,以毛泽东同志为领导的党中央领导集体将传染病的防治工作放在政治工作中的重要位置,并强调防治传染病的重要性,加强党的全面领导。同时,他也指出:"必须把卫生、防疫和一般医疗工作作为一项重大的政治任务。"^②新中国成立伊始,我国察哈尔省部分地区突发鼠疫疫情,党中央紧急召开会议,在短时间内建立了中央防疫委员会^③,由中央对当前紧急的防疫工作进行统一部署。另外,随着对各地方政府在此次疫情防控工作中的分管问责持续深化,保障了党的各项决策措施能及时落实,最大程度地控制了此次鼠疫的扩散。为深化鼠疫防治工作的有效管理,1949 年 11 月,中央政府专设公共卫生局,将传染病的防治工作交由专职管理部门负责,随后将其改为卫生防疫司。为进一步加快建设传染病防治专业人才队伍的步伐,1950 年 3 月,原有卫生部建立从中央到地方的防疫队伍,涵盖多种传染病的专职防控大队,同时也在少数民族地区设立相关卫生队伍。面对多发的地方病,1950 年,党中央成立了北方防控地方病专项工作组,各地方紧随其后陆续建立工作小组,各地方合理部署、逐步推进鼠疫、布鲁氏菌病及克山病等地方病的防控事业。事实证明,党成立专职领导和管理机构并对传染病防治工作进行统一调度,有力推动了传染病防控战争取得里程碑式胜利。1955 年,为有效应对血吸虫相关传染病的肆虐,毛泽东同志下达了有关根除血吸虫传染病的重要指示。党中央深入贯彻各项决策部署,快速组建党中央血吸虫病防控领导队伍,对我国疫区的血吸虫病防治工作进行统一调度。另外,各级各地的党委机构相继建立不同层次的工作小组,不断推进血吸虫病防治组织的领导班子建设工作,促进血吸虫病防控工作取得显

---

① 肖光文.新中国成立以来党领导疫情防控斗争的基本经验[J].山东社会科学,2021(2):100-104.

② 中共中央文献研究室编.毛泽东文集(第六卷)[M].北京:人民出版社,1999:176.

③ 朱继东.新中国成立初期抗击鼠疫的经验及启示——以华北为例[J].思想教育研究,2020(4):3-8.

著成效。1981年,党中央北方防控地方病专项工作组被调整为党中央地方病防控专项工作组,具体指挥调度地方病的防控事项。2003年"非典"来袭时,党中央集中部署在北京建设小汤山医院,集中治理北京市的"非典"病人,有力地保障了赢得"非典"战役的胜利。在中国共产党的坚强领导下,极大地提高传染病防治工作的速度和效率,有利于推动传染病防控工作的高效开展。

第二节 坚持人民至上的理念,动员全民参与

群众路线,是中国共产党工作的根本遵循,也为推进中国传染病防治事业发展作出了重要贡献。爱国卫生运动通过组织和团结人民群众,发挥人民群众的"主人翁精神",以弥补其他缺陷,为传染病防治工作的开展提供了充分的人力资源保障。如今,"协同治理"是我国传染病防治工作的新要求,积极动员群众也同样重要,与治理理念在实施主体上类似的是,群众的动员工作也十分关注非正式的治理主体这一群体。当然,治理科学性的重要性强于群众的积极参与,但就传染病防治工作常态化而言,利用群众的力量来改变相对落后的生活方式,对深入开展戒烟、戒酒和提倡健康生活具有重大意义。

公共健康事业得以蓬勃发展的关键在于人民,人民群众是我们党执政的底气,是中华人民共和国立国的基础,也是我们深入开展党建工作、实现中华民族伟大复兴中国梦的根本所在。中国共产党从人民群众中来,到人民群众中去,在人民中诞生,因人民而兴旺繁荣,必须自始至终与人民心灵相通、与人民休戚与共、与人民一同拼搏进取。党和政府一贯重视"军民健康"。中华苏维埃共和国时期,毛泽东同志就高度重视军民群众健康问题,站在人民群众的立场充分把握问题关键,与群众的心连在一起,切实考虑和满足人民群众的需求,在人民群众中积极开展传染病的防治工作,取得了显著的成效。与此同时,对我们党的卫生治理能力进行了充分锻炼,将党的群

众路线同人民群众联系起来,对我们党保障和维护人民群众的利益、发展革命事业产生了重要影响。纵观我国传染病的防治法制建设史,我们党以充分保障最广大人民群众的身心健康为核心,切实践行了中国共产党为人民谋幸福的初心使命。

人民至上,是中国共产党的优秀作风与政治基础,是马克思主义唯物史观与公共健康事业发展的紧密结合和具体实践。判断事物好坏的标准在于群众是否满意、支持①,贯彻"人民至上"的科学理念,要求人民位置高于其他,将人民群众的利益放在第一位,基本满足人民的多样化需求,带领人民走向通往美好生活的康庄大道。党成立至今,带领全国各族人民群众取得改革、革命与现代化建设的伟大成就的关键在于我们党始终牢记"全心全意为人民服务"的根本宗旨,始终把"为人民服务"作为开展工作的旗帜。在党的百年奋斗中,党迎合人民对美好幸福生活的憧憬,使公共健康事业成果最大化,均衡造福各族人民,不断筑牢我们党的执政基础。

1921 年,马克思主义政党——中国共产党在上海成立。自此,党始终将为人民谋幸福、为中华民族谋复兴作为自己的初心使命,始终坚持共产主义理想和社会主义信念,团结带领全国各族人民为争取民族独立、人民解放和实现国家富强、人民幸福而不懈奋斗,已经走过 100 多年光辉历程。② 党的所有工作的开展都基于"为中国人民谋幸福、为中华民族谋复兴"这一初心使命。健康是人民的基本所在,也是中华民族得以持续繁荣发展的基础。党牢记人民至上,贯彻生命至上的科学理念,坚持卫生是人民的卫生,重点保障人民的身心健康。

江山就是人民,人民就是江山。人民可以创造历史。深刻把握马克思主义的人民性和中华文化民本思想的精髓,是中国共产党区别于其他政党的显著标志。③ "江山即人民,人民即江山"高度凝练了马克思主义最鲜明

---

① 邓小平. 邓小平文集(1949—1974 年)下卷[M]. 北京:人民出版社,2014.

② 新华社. 中国共产党第十九届中央委员会第六次全体会议公报[J]. 中国民政,2021(21):10-15.

③ 本书编写组.《中共中央关于党的百年奋斗重大成就和历史经验的决议》辅导读本[M]. 北京:人民出版社,2021.

的品格——人民性①。无产阶级的杰出代表——马克思和恩格斯认为，无产阶级所拼搏的运动是最广大人民群众的运动，也是服务于最广大人民群众的运动。中国共产党将江山同人民联系起来，最大程度地说明党攻克江山、守护江山并不是为了自我利益，而是为了最广大劳苦人民的根本利益。人民是历史活动的主体②，党将江山与人民群众放在同等重要的位置上，证明党已经充分把握江山的攻克和维护离不开人民，人民的竭诚支持使党打下了江山，并成功将我国建设为世界的第二经济大体。我们党提出"江山即人民，人民即江山"，是对人民共建共享江山规律的正确把握，是"先富带动后富，最终实现共同富裕"的最佳体现，高度向马克思和恩格斯提出的"生产将以所有人的富裕为目的""所有人共同享受大家创造出来的福利"靠近。③中国有着几千年的古老历史，人民是固国之本，民本思想贯穿于我国历代。但相较于传统的民本思想，党的人民观念，是以党在人民面前没有特殊利益为基础，切实落实所有权力隶属人民、群众的利益在任何时间都应该被放在第一位的科学理念。自十八大后，习近平总书记多次在会议上提到，顺应民心可以振兴国家，违背群众的意愿会使国家停滞不前，以此要求党坚持保障群众利益，不断强调党的命运前途与人民群众紧密相关。党在人民的信任与支持下可以击败道路上所有的艰难险阻，所向披靡。反之，党将一无所获，并且可能逐渐没落。党在人民中诞生，攻克江山是为了逐步建立人民民主的新政权，守护江山是为了贯彻落实"人民至上"的科学理念，巩固和发展人民民主专政，带领广大人民群众奔向全面小康。

党的十八大后，中共中央及政府提高了对我国传染病防治事业建设的重视程度，我国卫生医疗事业体制的改革取得了重大历史性成果。全民健康与全民小康是共同体，十九大提出了"健康中国战略"。④ 我国自践行"全

---

① 习近平.在纪念马克思诞辰200周年大会上的讲话[OL].新华网，2018-5-4.

② 和音.始终把人民放在心中最高位置[N].人民日报，2021-3-1.

③ 本书编写组.《中共中央关于党的百年奋斗重大成就和历史经验的决议》辅导读本[M].北京：人民出版社，2021.

④ 胡鞍钢，王洪川.习近平健康思想与优先发展健康生产力研究[J].北京师范大学学报（社会科学版），2018(2):5-12.

面依法治国"和"健康中国"战略以来,传染病防治的法治建设作为其重要组成部分,在共赴全面小康社会征程中,要求不断深化传染病防治的法治建设,提高国家机关的立法水平,进一步提高我国居民的健康水平,最大程度地预防并控制传染疾病的暴发与流行,降低"因病返贫"的发生率。①

中国特色社会主义事业围绕"人民至上"这一核心展开,新时代的发展与人民群众密切相关。我们党是先进生产力的代表,要求全力促进人的全面发展,人民是先进生产力中的决定性力量。② 新时代的蓬勃发展要求我们重点关注人民的全面发展。所谓全面发展,不仅囊括了智商和身体的发展,也包括心理和道德品质等其他方面的发展。我国推进"健康中国"战略建设,要求对人民的健康加大重视程度,调整公共健康服务应急和管理能力,预防并调度突发重大公共健康事件,有效控制传染病的暴发与流行。③

当前在我国步入社会主义现代化建设的新征程中,加快传染病防治的法制建设需要正确的思想进行指导,我们党和政府应该重视人民群众的健康。于是,传染病防治的法治建设在此理念下逐步开展,要将其与我国的基本国情相结合,在当前新时代、新思想的指导下,正确把握传染病防治的法治建设方向。不仅需要在各类实际问题中明确规定传染病防治的法治建设中需要解决的问题、实现的目标及规范的行为等,更需要明白传染病的法治建设的依托与目的。这是传染病防治的法治建设征程中需要明确的基本问题,是指引方向的问题,也关乎传染病防治法治建设的成功与否。

在传染病防治的法治建设过程中,贯彻落实人民至上的科学理念,以人民为中心作为基本价值取向。改革必须紧紧围绕这一理念开展,否则传染病的防治事业将会面临重大失误,可能并未在进行改革和建设后切实保障人民的健康。只有在传染病防治的法治建设中坚持人民至上的科学理念不动摇,才能找到建设的正确方向,找到传染病防治法治建设的依托和目的所在,在建设和发展传染病防治法治建设时真正站在广大人民群众的立场思

---

① 金仲夏.健康中国战略站上新起点[J].中国卫生,2017(12):14-17.
② 李玲.共建共享"健康中国"[J].时事报告大学生版,2016(2):59-70.
③ 王东进.新时代医保研究要有新理念新境界新作为[J].中国医疗保险,2017(12):1-4.

考问题,不受其他声音的干扰,真正地建立起有利于人民群众的传染病防治法律法规。

中华人民共和国的传染病防治事业始终将"以人为本"的科学理念作为指导思想。重大传染病的肆虐会对人民的生命安全造成严重危险,故基于建党以来发生的数次重大公共卫生事件,党和政府在拟定具体的公共健康政策和建立健全传染病防治治理体系时将"以人为本"的科学理念充分考量。伴随着时代的不断进步和科技的日益更新,"以人为本"的科学理念已逐步调整形成"以人民为中心"的当代疫情防治观念。尽管二者在字面上是不同的,但在本质上是相同的。

第三节　树立"防重于治"的科学理念, 筑好传染病防治的第一堵墙

在党的领导下,我国卫生工作者在长期的传染病防治实践中形成了"预防为主"的方针[①],即防重于治。我国的卫生工作者长期以来在"防重于治"的科学理念下开展防疫工作,新中国成立初期就确立了"预防为主"的基本工作方针,符合当时的卫生工作需要。在第一次卫生革命中,卫生工作者以急性传染病、寄生虫病和地方病为重点防治对象,成功击退传染病,我国比世卫组织宣告消灭天花还要早 19 年。中国人民在"动员起来,讲究卫生"口号的鼓舞下,成功反击了细菌战,抑制和减少了极具强传染性的疾病和寄生虫病,在传染病防治历史上留下了浓墨重彩的一笔。在首次卫生革命的努力下,我国已经从根本上改变了传统的疾病和基因谱系,传染病病死率得到较大程度的降低。我国社会主义现代化建设要求党中央对卫生体制进行彻底变革,及时提出和调整新的工作方针,补充了"以农村作为重点""依靠科技与教育""动员全社会参与""为人民健康服务""为社会主义现代化服务"

---

① 姚家祥.新中国预防医学历史经验[M].北京:人民卫生出版社,1988.

等顺应时代法制需求变化的内容。[①]在此科学理念的指导下,人民的健康水平得到了显著提升,并且逐步开辟了极具中国特色的传染病防治事业发展道路。目前,我国已经迈入全面深化改革的历史新征程,局势和使命发生了新的变化。习近平总书记在全国卫生与健康大会上向全国人民宣告了全面深化改革新时期我国推进卫生健康事业发展的总方针。习近平总书记在会上强调,必须牢记并贯彻落实"预防为主"的方针,坚持防重于治,控制与防治并重,全国一盘棋,致力于延长群众的生命周期,并在整个生命过程中为人民提供卫生与健康服务;加大对重大传染病的防控重视程度,及时更新防治的策略,降低人群发病率。未来将一直坚持防重于治的科学理念,这是对我国传染病防治事业的高度概括和继续发扬,也顺应了当前全球卫生与健康工作的发展新趋势。

自中国共产党建立 100 周年以来,切实履行为人民服务的根本宗旨,从拯救生命、缓解疼痛到追求健康,体现了中国共产党作为中国特色社会主义事业的领导核心所坚持的公共健康理念逐级加强,也是始终坚持人民利益至上不动摇的生动体现。2017 年,习近平同志在十九大上提出"健康中国"战略,该战略加强了党对人民健康意识的重视程度。党中央认为,人民健康是实现全面小康的必要前提与重要基础。

"防重于治"作为最经济实惠、性价比最高的卫生健康战略,是保障人民群众健康权利的重要一环。我党始终以"防重于治"的科学思维为指导,贯彻落实健康第一理念的举措。"防重于治"是中国共产党指导传染病防治事业事业经验的高度概括与精炼。新中国成立后,历史翻开了全新的篇章。1950 年 8 月,第一届全国卫生会议召开,确立了"面向工农兵""预防为主""团结中西医"三大卫生工作方针。[②]1952 年,第二届全国卫生会议提议把卫生工作和群众运动融合补充至工作方针内。我国人均预期寿命在 1950 年为 35 岁,而到了 1970 年年底,我国人均预期寿命达到 68.2 岁,几乎翻了

---

①　胡伟力. 传染病防治法制体系建设研究[M]. 成都:西南交通大学出版社,2021.
②　李洪河. 建国初期的卫生防疫事业探论[J]. 党的文献,2006(4):55-60.

1倍。以此变化为背景,中共中央及时调整了我国的卫生工作方针,在1996年召开的全国卫生工作会议中将工作方针变更为:把农村作为卫生工作的重点,以"预防为主"为指导思想,兼顾中医和西医,借助科技和教育的力量,积极动员群众,号召全社会参与,为人民的健康和社会主义的现代化建设服务。十八大以来,党中央将人民群众的健康作为实现全面小康的重要基础与必要前提,强调推进人民健康工作的优先性和迫切性。2016年,在全国卫生与健康大会上,明确我国新阶段的卫生工作方针是将工作重点下放到基层,进行改革创新,继续将"预防为主"作为指导思想,兼顾中西医,使所有政策中都能找到健康的影子,创建"健康"由人民共建共享的新局面。由此可知,防重于治的科学思维自始至终贯穿于党各个阶段的卫生工作方针中,坚持强调防重于治是保障我国公共健康事业渐进式发展的基础所在,它能切实提高人民群众对美好生活需要的满足感。

健康权作为人民的最基本权利之一,其保障和维持必须紧紧围绕发扬科学精神这个中心。在科学理论的指导下,以科技创新为武器,可以有效反击传染病并保护人民的健康。五四运动时,众多先进知识分子,如毛泽东、李大钊等人高举"赛先生"旗帜,对注入细胞学说、细菌致病理论等近代科学知识进行了详尽的介绍与宣传。[①] 我们党对科学理论和科学精神的贯彻发扬是"防重于治"这一理念的具体体现,能切实保障人民群众的健康。

"防重于治"的科学理念切合了我党全心全意为最广大人民群众服务的根本宗旨,党的领导与社会主义制度为深刻贯彻"防重于治"奠定了物质基础和思想基础。[②] 将"防重于治"落在实处,可以切实保障人民的健康,进一步提高人民的身体素质水平,为建设社会主义现代化强国提供人力基础。

在应对突发未知传染病时,人民群众、各级领导及多数医疗保健人员对传染病的防治意识彰显了重要地位。在社会主义现代化新时期,不断扩大的公共卫生领域要求我们必须着力提升人民群众的预防意识。首先,预防

① 王冠中.百年来中国共产党保障人民健康的伟大成就与基本经验[J].岭南学刊,2021(3):5-14.

② 姚家祥.新中国预防医学历史经验[M].北京:人民卫生出版社,1988.

和治疗二者紧密相关,科技的持续发展使一些疾病基本消灭或者得到控制,要以防为基础开展治疗,将传染病扼杀在摇篮之中,缩小传播范围降低发病率。基于此,治疗也是预防的一种。尽管如此,预防相较于治疗更加重要。在人类拉开传染病预防相关知识的序幕之后,其重要性逐渐凸显。加之人民群众的物质文化水平得到提升,自我防护意识也因此提高,从此便奠定了预防的理论基石。其次,预防带来的社会和经济效益需要被正确看待。防疫工作所得效益,远不及病房内的工作那样显而易见。事实证明,预防工作可以达到根除或掌控部分传染病的目标,从而将传染病对人民群众健康的威胁程度降到最低,促进人民群众的健康;相反,传染病的突然暴发,会严重威胁到人民的身心健康,也会对有限的医疗资源产生消耗,在某种程度上会影响经济社会发展建设,甚至阻碍社会发展。从新中国成立至今,我国在传染病防治事业上的投入虽然呈上升趋势,但总体上是低于医疗的。尽管如此,我国的传染病防治事业仍取得了显著成效。故加强"防重于治",必然会收获丰富的社会及经济效益。最后,学科的发展与"防重于治"之间是辩证统一的。防重于治,在于预防,而预防的学科发展,涵盖理论研究与实践应用两个领域,其在社会实践中产生,并对社会实践产生指导作用,二者相辅相成。社会实践不仅是实验研究的起点,也是目的所在。新中国成立至今,预防医学的发展,是以传染病防治的社会实践为基础的。传染病实验室研究人员和在疫情前线的临床防疫人员,与广大人民群众强强联手,共同致力于开发传染病防治领域的相关知识,开展相关传染病研究,普及并提高人民群众的传染病防治知识,更好地了解并掌握疾病的发生发展规律,以此探寻有效控制传染病传播和减少危害的办法,同时促进预防医学的学科发展。

第四节　人民平等享有医疗权,均衡提供医疗卫生服务

2020 年,习近平总书记在座谈会中指出,基本医疗健康事业的非营利

性需要坚持政府的主导作用,并且政府必须起到领导、落实保障、处置及督促的作用。政府在公共健康事业的主导地位是公共健康服务非营利性的基本保障。基于此,我国的公共健康方针和政策始终致力于保障各区域和不同群体间的卫生服务的发展均衡化。在党带领我国进行社会主义建设时,毛泽东同志为平衡不同地区、城乡间的医疗服务水平,下达了"六二六指示",关注农村地区的医疗服务,逐步在农村建立合作医疗制度并提高医疗服务水平。在进行市场化改革时,我国尽最大努力顾及不同地区的医疗卫生服务公平。20世纪末至21世纪初,农村卫生费用的年均增长速度较城市低4个百分点。① 自我国2009年开展"新医改"后,政府在基础公共卫生健康相关项目中加大了投入力度,老弱病残幼等弱势群体逐步开始享受卫生服务。21世纪初的17年间,孕产妇、婴幼儿的死亡率大幅度下降,并且农村地区的降低幅度更大,城乡差距逐年减小。② 公共卫生服务政策及方针的非营利性和趋向平衡性,使得人人都享有平等的医疗权利,同等享受相同的医疗服务,对我国的传染病防治事业的发展产生了重大影响。

第五节　健全传染病防治法治体系

人类社会在持续发展的过程中,难免会遇见各种突发公共卫生事件。对人民群众的生命财产安全、社会的和谐稳定和国家的繁荣发展的充分考虑,要求我们建立并健全重大传染病反应机制,实现科学研究、减少疾病、药物治疗的合作共赢。在面对突发重大公共卫生事件时,要求不断"完善公共卫生的重大风险评估、研判、决策机制,创新医防协同机制,健全联防联控机制和重大疫情救治机制,增强早期监测预警能力、快速检测能力、应急处置

---

① 曹志立,曹海军.建党100年来中国共产党公共卫生政策叙事演进与基本经验[J].中国公共卫生,2021,37(8):1177-1181.

② 刘子言,肖月,赵琨.国家基本公共卫生服务项目实施进展与成效[J].中国公共卫生,2019,6(35):657-664.

能力、综合救治能力"。①

　　传染病的致命性在于其具有突发、波及范围大、死伤严重等特点,可以迅速伤及多数群众,严重威胁到人民的身心健康,对社会产生不同程度和范围的不良影响,危及社会的和谐稳定。在新中国成立初期的抗治鼠疫的斗争中,党和政府逐步探索并初步形成了一系列相对完善的传染病应急机制,在建立鼠疫的疫情上报制度的基础上,推广疫苗的接种,同步改善周遭的环境卫生情况并加大传染病危害及防治的宣传力度,为东北鼠疫攻坚战取得胜利提供坚实的制度保障。十一届三中全会上,邓小平同志提出了"改革开放"这一重要思想,我国迎来了改革开放新时期。在此时期内,我国加强了与全球不同国家间的沟通与协作,并不断学习其他发达国家面对传染病传播流行的宝贵经验,充分认识我国在传染病防治领域存在的不足之处,发现阻碍我国传染病防治事业发展的一大问题是应急反应体系机制不够完善。在与"非典"的抗击中,党和政府着力于狠抓不足,颁布《突发公共卫生事件应急条例》,在短时间内建立和完善了我国传染病的应急体系机制。② 传染病防治的法治建设迈入新的阶段,初步建立了满足我国传染病防治事业发展要求的法律法规(法律体系)。不仅囊括了《传染病防治法》《国境卫生检疫法》③等针对传染病这一大类疾病的法律,也有针对具体传染病的法律法规,如《艾滋病监督管理的若干规定》④。另外,从中央到地方,各级各类政府及相关专职部门也都基于本地传染病防治事业的具体情况,形成了众多有关传染病防治的法律法规,为我国传染病防治事业的开展提供了充足的法律保障。

　　传染病防治事业也隶属法治的范围内。全面依法治国以来,传染病防治事业的法治化程度持续加深。其中比较关键的地方在于传染病防治事业

---

① 代长彬,叶冬青,王兆良. 中国共产党领导公共卫生的百年历程和宝贵经验[J]. 中华疾病控制杂志,2021,25(7):745-748+752.

② 秦杰,田雨,邱红杰. 抗击非典,法治彰显威力[N]. 光明日报,2003-6-6.

③ 林鸿潮,郑悠然. 传染病法制中的制度折叠及其重构[J]. 治理研究,2022,38(5):113-123+128.

④ 胡伟力. 论我国传染病防治法制建构[J]. 医学与哲学,2020,41(10):46-50.

的范围相对广泛。不能将注意力局限于卫生法和应急法部分,在民事法律等其他方面也应深入贯彻传染病防治思想,这对我国传染病防治事业的发展具有重要意义。

第六节 加快推进传染病防治人才 队伍建设与科学研究

自新中国成立以来,我国加大对传染病防治领域的人才培养力度,使研究者充分发挥自身优势,推动疫苗及新兴药物的研究,将医学成果转化为疫情防控的具体措施,有效促进疫情防控事业的顺利发展。1954年鼠疫暴发时,由国家牵头,组建了一支鼠疫自然疫源地调查研究队,并在全国范围内开展调查和科研,为研发鼠疫疫苗提供了充足的人力资源。2003年"非典"来临时,我国开始进行传染病相关研究,解释了有关传染病的流行病学史、流行过程、流行特点、驱动因素等,为应对多发重大传染病提供理论依据。习近平总书记指出,人类与疾病的抗衡离不开科学发展与技术创新。[①] 在治理传染病过程中,我们以专业、科学的方式开展工作,使研究人员的作用最大化,利用现代高科技信息技术,进行大数据追踪、信息公开等多种方式,统筹各种方式推动疫苗的研制。

高质量的传染病防治人才是我国传染病防治事业的基础。事实证明,将初级医学教育纵向拓展至高级医学教育,医学人才队伍的学历逐步从中专延伸至博士、博士后,并进行专业的传染病防治基础知识的培训和考核,为各类防疫部门供给职业人才是必需的。传染病防治的医学教育,不应仅局限于理论知识的传授,如今在科技的快速发展下,各类医学院校应该开展多样化的教学,将理论与实际相结合。同时激发各方办学的积极性,加强对

---

① 习近平.协同推进新冠肺炎防控科研攻关为打赢疫情防控阻击战提供科技支撑[N].人民日报,2020-2-6.

在职人员的管理。

传染病防治的科学研究,要求科学研究者和基础防疫队伍下到基层,在疾病发生的场地建立实验室,对传染病防治和公共健康工作中出现的重要问题进行深入研究,促进研究成果的实际转化,使科研成果为消灭疾病、保障人民健康服务。将研究工作与现场工作联合,大大促进了我国传染病防治事业的发展。另外,传染病的科学研究并不是独立的,需要多个学科和部门的合作。传染病防治的课题研究是基于科研、教学、公共卫生人员共同努力形成并突破的。例如,克山病的病因研究成果,正是医学工作者和地学工作者强强联合,开展多学科的综合调查研究才取得的。[①] 最后,传染病防治的科学研究需要正确的领导。只有成功转化为生产力的科学研究成果及科学技术才能推动社会的进步。不论传染病防治工作的突破大小,可能是新发现的病因抑或是成功研制的新药,都能对传染病的防治工作产生重要影响,推动传染病的防治工作进入新阶段。所以,必须重视传染病的科学研究。传染病的科学研究,要求我们投入一定的人力、物力和财力。进行我国医疗卫生科研规划时,传染病的防治应占有一定比例;要加强对传染病防治科研人才队伍的建设,将政策向知识分子倾斜,使科研人员发挥最大化的作用。

目前,我国开展传染病防治相关工作的人员不仅对我国传染病防治事业作出了卓越贡献,而且在健康教育、普及疾病知识、食品安全等诸多领域产生重要作用,提高了广大人民群众的身体健康素质水平,使得传染病对群众的危害降到最低。提高对传染病防治事业人才队伍的建设,加强科学研究工作,是我国传染病防治工作得以顺利发展的宝贵经验之一。

第七节　重视健康教育

1894 年,广东、香港等地曾发生过鼠疫,当时的主流媒体《申报》基本上

---

① 姚家祥.新中国预防医学历史经验(第 1 卷)[M].北京:人民卫生出版社,1988.

每天报道一次鼠疫情况,并向其他地区的人民群众传播广东和香港两地的传染病防治经验。新中国成立初期,党和政府充分认识到传染病的控制需要依靠政府和群众的通力合作,举国进行以"爱国主义"为核心的卫生运动。爱国卫生运动的开展,不仅大大改善了百姓居住的卫生环境,而且转变了群众的卫生观念和态度,调动了群众的参与积极性。"讲卫生"的观念深入人心,将传染病防控的基础知识和方针政策进行了深入且广泛的传播,提高了群众对传染病的认识程度。高效准确传播传染病的防治知识也是阻断谣言流传的有效手段。[①] 党和政府始终贯彻落实推广和教育传染病相关防治知识的优良历史经验。《"健康中国 2030"规划纲要》中的第四章对"健康教育"的重要性做了详细叙述,并提出要重视"提高全面健康素养""加大学习健康教育力度"。[②] 此项规划反映了我们党和政府十分重视传染病的健康教育,同时也是从国家角度出发对人民群众将来身体素质水平进行长远考虑。

各级政府正不断加大宣传力度,大力开展科普活动,通过召开动员会议宣传、电视宣传、专栏宣传、资料宣传、展板宣传、海报宣传、设置公益广告等多种形式,向广大人民群众倡导文明健康、绿色环保的生活方式。卫生健康主管部门还通过健康科普讨论、知识问答、话题互动和线上、线下联动,引导全社会广泛参与,以进机关、进校园、进企业、进社区、进家庭"六进"活动等方式开展科普活动,广泛宣传文明健康生活方式和传染病防治知识、健康知识与技能,引导人民群众树牢"每个人是自己健康第一责任人"的理念,提高自我健康管理能力,提升传染病防控意识和能力,养成良好生活方式。

第八节　普及疫苗接种

事先做好免疫接种是一种低投资、高回报的防控举措,能够最大程度上

---

① 宫承波.重大突发事件中的网络舆情——分析与应对的比较视野[M].中国广播电视出版社,2012.

② 新华社.中共中央　国务院印发《"健康中国 2030"规划纲要》[OL].新华网,2016 - 10 - 25.

减少传染病的发生,阻断传染病的流行,也是传染病防治工作顺利开展的基本条件之一。党和政府将计划免疫摆在重要位置。新中国成立以来,我国的计划免疫工作分为发生后接种和计划接种两个进程。1950 年,我国率先在全国范围内普及牛痘的免费接种,同时开始进行百白破混合制剂和卡介苗的接种。1960 年,我国研发了麻疹和口服脊髓灰质炎疫苗[1],是传染病防治事业历程上的重要进步。1978 年,我国在全国范围内推进"计划免疫"事业。由本国制造的天花疫苗成功消灭了天花疫情,比联合国宣布在全世界范围内消灭天花整整提前了 16 年。[2]

我国在传染性疾病领域中对疫苗的研究投入了大量的人力、物力和财力,提高了疫苗的接种率,增强了人民接种的意愿,大幅度地减少了我国传染病的发病率、病死率,传染病的流行得到了有效的控制,人民的生命健康得到最大程度的保障。

回望过去、展望未来的防治工作,我们必须坚持党的领导不动摇,细化政府的职责,发挥政府的主导和带头作用。坚持"人民至上"的理念不动摇,将"以人民为中心"作为我国传染病防治事业的出发点和落脚点,贯彻落实"群众路线",重视群众的力量,使群众都参与到疫情防控事业中来。要深入普及健康教育和持续推进爱国卫生运动,正确利用媒体的力量为疫情防控引导舆论,为我国未来疫情防控提供正向的舆论环境。同时,应该加大力度培养传染病防治人才,鼓励政策向高质量的防治人才倾斜,解决人才温饱的后顾之忧,夯实学科建设的基础。我国传染病防治事业发展中最重要也是最关键的一环是加快建立健全传染病防治体系的步伐,完善监督管理体制,坚持在法治轨道上推进疫情治理体系和治理能力现代化。

纵观我国漫长的传染病防治史,中国共产党领导人民推进传染病防治事业,取得了彪炳史册的重大成就,积累了宝贵的历史经验,为在新征程上推进疫情治理体系和治理现代化奠定了坚实基础。

---

① 刘雪松. 毛泽东与新中国医疗卫生工作[J]. 党史文汇,2020(2):16-18.
② 斯科特·伯里斯,申卫星. 中国卫生法前沿问题研究[M]. 北京:北京大学出版社,2005.

主要参考文献

一、史料辑录类

[1] 蔡鸿源. 中华民国法规集成(第20册)[M]. 合肥:黄山出版社,1999.

[2] 蔡鸿源. 中华民国法规集成(第34册)[M]. 合肥:黄山出版社,1999.

[3] 陈明光. 中国卫生法规史料选编[M]. 上海:上海医科大学出版社,1996.

[4] 当代中国丛书编辑部. 当代中国的卫生事业(上)[M]. 北京:中国社会科学出版社,1986.

[5] 甘厚慈. 天津卫生总局现行章程,北洋公牍类纂(卷25)[M]. 北京益森公司光绪丁末年版。

[6] 高恩显. 中国工农红军卫生工作历史简编[M]. 北京:人民军医出版社,1987.

[7] 高恩显. 中华人民共和国预防医学历史资料选编(一)[M]. 北京:人民军医出版社,1986.

[8] 国务院法制办公室. 中华人民共和国法规汇编(1953—1955)(第2卷)[M]. 北京:中国法制出版社,2005.

[9] 黑龙江省地方志编纂委员会. 黑龙江省志(卫生志)[M]. 哈尔滨:黑龙江人民出版社,1996.

[10] 怀效锋. 大明律[M]. 北京:法律出版社,1999.

[11] 江西省档案馆,中央江西省委党校党史教研室. 中央革命根据地史料选编(下)[M]. 南昌:江西人民出版社,1982.

[12] 金宝善. 二十年来中国公共卫生回归与前瞻[J]. 中华医学杂志,1946(1).

[13] 李翰章. 曾国藩全集[M]. 北京:中国华侨出版社,2003.

[14] 辽宁省地方志编纂委员会办公室. 辽宁省志(卫生志)[M]. 沈阳:辽宁人民出版社,1999.

[15] 刘寿林. 民国职官年表[M]. 北京:中华书局,1995.

[16] 农村卫生事业管理编写组.农村卫生事业管理[M].济南:山东科学技术出版社,1988.

[17] 陕甘宁边区财政经济史编写组,陕西省档案馆合编.陕甘宁边区政府文件选编(第2辑)[M].西安:陕西人民出版社,1987.

[18] 申报年鉴社.申报年鉴[M].北京:国家图书馆出版社,1936.

[19] 四川省地方志编纂委员会.四川省志·医药卫生志[M].成都:四川辞书出版社,1995.

[20] 吴有性.瘟疫论[M].北京:学苑出版社,2003.

[21] 武衡.抗日战争时期解放区科学技术发展史资料选辑[M].北京:中国学术出版社,1983.

[22] 新中国预防医学历史经验编委会.新中国预防医学历史经验(第1卷)[M].北京:人民卫生出版社,1991.

[23] 姚雨芗.大清律例会通新纂(卷25)[M].台湾:文海出版社,1987.

[24] 长孙无忌.唐律疏议[M].北京:法律出版社,1999.

[25] 中共浙江省委党史研究室.闽浙皖赣革命根据地(下)[M].北京:中共党史出版社,1991.

[26] 中共中央文献研究室.毛泽东年谱(1949—1976)第3卷[M].北京:中央文献出版社,2013.

[27] 中国国家第二档案馆.中华民国史档案资料汇编(第3辑 政治一)[M].南京:江苏古籍出版社,1991.

[28] 中国国家第二历史档案馆.国民政府行政院公报(第34册)[M].北京:中国档案出版社,2011.

[29] 中国科学院历史研究所第三所工具书组整理.锡良遗稿·奏稿(第2册)[M].北京:中华书局,1959.

[30] 中国卫生年鉴编辑委员会.1984年中国卫生年鉴[M].北京:人民卫生出版社,1985.

[31] 中国医学科学院流行病学微生物学研究所.中国鼠疫流行史(上)[M].内部资料,1981.

[32] 中华人民共和国预防医学历史经验编委会.中华人民共和国预防医学历史经验(第1卷)[M].北京:人民卫生出版社,1991.

[33] 中华预防医学会.卫生防病法规汇编(1949—1988)(下)[M].北京:人民卫生出版社,1987.

[34] 中央地方病科学委员会鼠疫专题组、中华流行病学杂志编辑部.鼠疫论文专辑[M].内部印行,1982.

二、著作类

[35] 白茜.陕甘宁边区抗日民主根据地回忆录卷[M].北京:中共党史资料出版社,1990.

[36] 曹桂荣.卫生部历史考证[M].北京:人民卫生出版社,1998.

[37] 陈海峰.中国卫生保健[M].北京:人民卫生出版社,1985.

[38] 邓铁涛.中国防疫史[M].广西:广西科学技术出版社,2006.

[39] 邓云特.中国救荒史(第二辑)[M].上海:上海书店出版社,1984.

[40] 段少君.太行区土改中各阶层舆论问题研究(1942—1949)[M].太原:山西大学出版社,2017.

[41] 樊立华.卫生法学[M].北京:人民卫生出版社,2004.

[42] 宫承波.重大突发事件中的网络舆情——分析与应对的比较视野[M].北京:中国广播电视出版社,2012.

[43] 胡伟力.传染病防治法制体系建设研究[M].成都:西南交通大学出版社,2021.

[44] 孔东东.卫生法学(第2版)[M].北京:高等教育出版社,2011.

[45] 李洪河.往者可鉴——中国共产党领导卫生防疫事业的历史经验研究[M].北京:人民出版社,2016.

[46] 李建中.世纪大疫情[M].上海:学林出版社,2004.

[47] 李兰娟.传染病学(第8版)[M].北京:人民卫生出版社,2013.

[48] 梁峻,等.古今中外大疫启示录[M].北京:人民出版社,2003.

[49] 刘全喜.初级卫生保健与管理[M].郑州:河南医科大学出版社,1995.

[50] 刘子杨.清代地方官制考[M].北京:紫禁城出版社,1994.

[51] 罗婉娴.香港西医发展史(1842—1990)[M].香港:中华书局,2018.

[52] 孟庆跃.深化医药卫生体制改革研究[M].北京:经济科学出版社,2017.

[53] 沈洪兵,齐秀英.流行病学(第8版)[M].北京:人民卫生出版社,2013.

[54] 孙桐.传染病防治一本通[M].北京:中国医药科技出版社,2011.

[55] 田秉鄂.毛泽东诗词鉴赏[M].上海:三联书店,2012.

[56] 王冠良,高恩显.中国人民解放军医学教育史[M].北京:军事医学科学出版社,2001.

[57] 王吉民,伍连德.中国医史[M].上海:上海辞书出版社,2009.

[58] 吴崇其.中国卫生法学[M].北京:中国协和医科大学出版社,2011.

[59] 杨天宇.周礼译注[M].上海:上海古籍出版社,2004.

[60] 余新忠.瘟疫下的社会拯救:中国近世重大疫情与社会反应研究[M].北京:中国书店出版社,2004.

［61］张泰山.民国时期的传染病与社会:以传染病防治与公共卫生建设为中心
　　　［M］.北京:社会科学文献出版社,2008.

［62］章元善,许仕廉.乡村建设实验(第2集)［M］.北京:中华书局,1935.

［63］中共中央党史研究室.中国共产党的九十年［M］.北京:中共党史出版社,党
　　　建读物出版社,2016.

［64］中国红十字总会.中国红十字会的九十年［M］.北京:中国友谊出版公司,1994.

［65］周枏.罗马法原论(上)［M］.北京:商务印书馆,2016.

［66］朱慧颖.近代天津公共卫生建设研究(1900—1937)［M］.天津:天津古籍出版
　　　社,2015.

三、译著类

［67］罗伊·波特,等.剑桥医学史［M］.张大庆,等,译.长春:吉林人民出版社,
　　　2000.

［68］约瑟夫·S·奈,约翰欧·D·唐纳胡.全球化世界的治理［M］.王勇,门洪华,
　　　等,译.北京:世界知识出版社,2003.

［69］乔万尼·薄伽丘.十日谈［M］.钱鸿嘉,等,译.南京:译林出版社,1994.

［70］卡特赖特·比迪斯.疾病改变历史［M］.陈仲丹,周晓政,译.济南:山东画报出
　　　版社,2004.

四、学位论文类

［71］白丽群.1910—1911年东北大鼠疫与哈尔滨公共卫生体系的建立［D］.哈尔
　　　滨:黑龙江省社会科学院硕士学位论文,2015.

［72］甘华山.政府危机管理模式下的突发公共卫生事件应急机制构建［D］.成都:
　　　四川大学硕士学位论文,2004.

［73］巩瑞波.新中国成立初期东北农村卫生工作研究［D］.长春:吉林大学硕士学
　　　位论文,2013.

［74］郭芳芳.传染病跨界传播的国际法律控制［D］.南京:河海大学硕士学位论文,
　　　2006.

［75］贺佳苹.古希腊希波克拉底体液论初探［D］.长春:东北师范大学硕士学位论
　　　文,2016.

［76］胡钟烨.新中国初期卫生防疫立法研究(1949年—1965年)［D］.重庆:西南政
　　　法大学硕士学位论文,2013.

［77］鞠蕾.南京国民政府卫生防疫立法研究［D］.重庆:西南政法大学硕士学位论
　　　文,2012.

[78] 李明慧. 新中国成立以来我国重大传染病防治变迁研究[D]. 济南:山东财经大学硕士学位论文,2021。

[79] 路彩霞. 清末京津公共卫生机制演进研究(1900—1911)[D]. 天津:南开大学博士学位论文,2007.

[80] 彭媛媛. 南京国民政府前期卫生立法研究(1927—1937)[D]. 重庆:重庆医科大学硕士学位论文,2010.

[81] 孙波. 地方立法的扩张趋势分析[D]. 长春:吉林大学硕士学位论文,2004.

[82] 谭小燕. 民国时期防疫政策(1911—1937)[D]. 济南:山东大学硕士学位论文,2006.

[83] 王晶. 云南边境地区传染病防治多部门合作机制研究[D]. 昆明:云南财经大学硕士学位论文,2015.

[84] 王其林. 中国近代公共卫生法制研究(1905—1937)[D]. 重庆:西南政法大学博士学位论文,2014.

[85] 徐鹏. 我国突发公共卫生事件处置工作规范及其支持系统研究[D]. 上海:复旦大学博士学位论文,2007.

[86] 叶俊. 我国基本医疗卫生制度改革研究[D]. 苏州:苏州大学博士学位论文,2016.

[87] 张丽萍. 当代中国建立公共卫生体系的战略思考与对策研究[D]. 长春:东北师范大学硕士学位论文,2007.

[88] 甄雪燕. 近百年中国传染病流行的主要社会因素研究[D]. 武汉:华中科技大学博士学位论文,2011.

五、期刊、报纸类

[89] 艾自胜,李觉,戴秋萍,等. 临床医学专业预防医学实习回顾与基地建设探索[J]. 上海预防医学,2010,22(11):584 - 586.

[90] 白剑峰. 全民健康托起全面小康[N]. 人民日报,2020 - 8 - 8.

[91] 北京市传染病预防及处理暂行办法[R]. 北京市政报,1951,2(8).

[92] 边妇联等机关在柳林区北沟利用庙会宣传卫生[N]. 解放日报,1945 - 5 - 5.

[93] 伯羊. 卫生运动中的连环画[N]. 解放日报,1944 - 8 - 28.

[94] 蔡志奇. 面向基层培养高素质应用型公共卫生人才[J]. 华南预防医学,2010,36(02):65 - 67.

[95] 最高人民检察院《全国检察机关依法办理妨害新冠肺炎疫情防控犯罪典型案例(第一至八批)》[N]. 北大法宝,2020 - 2 - 11.

[96] 曹树基. 鼠疫流行与华北社会的变迁(1580～1644 年)[J]. 历史研究,1997,

(01):17 - 32.

[97] 曹志立.曹海军建党100年来中国共产党公共卫生政策叙事演进与基本经验[J].中国公共卫生,2021,37(08):1177 - 1181.

[98] 陈成文.牢牢扭住精准扶贫的"牛鼻子"——论习近平的健康扶贫观及其政策意义[J].湖南社会科学,2017,(06):63 - 70.

[99] 陈海靖,林建斌,孙宝杰,等.韩国国境卫生检疫管理体系研究[J].中国国境卫生检疫杂志,2020,43(04):289 - 292.

[100] 陈俊.非典防治的立法保障研究[J].复旦学报(社会科学版),2003(4).

[101] 陈灵,王淑学,莫秀芬.髓磷脂碱性蛋白及其抗体在脱髓鞘疾病诊断中的意义[J].吉林医学,1990,(02):87 - 88.

[102] 陈松友,刘辉.20世纪30年代苏区的疫病流行及其防治[J].甘肃社会科学,2010,(01):223 - 226.

[103] 陈婉莉,姜晨彦,王继伟.日本传染病预防控制体系及其对我国的启示[J].上海预防医学,2021,33(03):248 - 253.

[104] 陈云良.基本医疗服务法制化研究[J].法律科学,2014,32(02):73 - 85.

[105] 仇永贵.传染性非典型肺炎病人的权利、义务和法律责任[J].中国医院管理,2003,(08):17 - 18.

[106] 崔晴川,蒋炜.国际视角剖析中国卫生总费用筹资结构的"适宜性"[J].重庆大学学报(社会科学版),2016,22(06):62 - 69.

[107] 崔治忠.习近平人民群众观的丰富内涵[J].中共云南省委党校学报,2022,23(01):1 - 14+181.

[108] 代长彬,叶冬青,王兆良.中国共产党领导公共卫生的百年历程和宝贵经验[J].中华疾病控制杂志,2021,25(07):745 - 748+752.

[109] 戴芸,王永钦.基本公共服务均等化如何促进了个人创业——来自医保改革的证据[J].财贸经济,2022,43(02):39 - 53.

[110] 邸泽青.我国卫生应急现状和发展策略探讨[J].中国公共卫生,2008,(05):639 - 640.

[111] 丁喜刚.世卫组织公布最新非典疫情[N].人民日报,2003 - 8 - 17.

[112] 杜鹃,白雪松,宋春梅.深化预防医学课程体系改革培养实用型公共卫生人才[J].中国科技信息,2012,(06):136.

[113] 樊波,梁峻,袁国铭.浅析中华民国卫生法制之得失[J].中国卫生法制,2011,19(01):10 - 15.

[114] 樊学庆.新中国成立后周恩来对团结中西医工作的思考与实践[J].党的文献,2013,(05):65 - 71.

[115] 方寄惠.贯彻实施〈传染病防治法〉的进展与问题[J].安徽预防医学杂志,
2011,17(04):303-304+306.

[116] 冯桂平,乔楠,屈楚博.医疗保险模式对流动人口医疗卫生服务可及性影响
研究[J].大连理工大学学报(社会科学版),2017,38(01):144-150.

[117] 冯威,薛梅.紧急状态法制体系构建[J].山东大学学报(哲学社会科学版),
2004,(03):142-147.

[118] 付子堂.法眼看"非典"(下)——非典危机与突发公共卫生事件应急法律制
度[J].中国律师,2003,(08):22-26.

[119] 傅虹桥.新中国的卫生政策变迁与国民健康改善[J].现代哲学,2015,(05):
44-50.

[120] 高静,王梅红,崔媛媛.健康公平:基本医疗卫生法的核心价值[J].医学与法
学,2016,8(02):29-32.

[121] 高中华.清代如何防疫[J].防灾博览,2010,(01):35-37.

[122] 葛洪义."地方法制"的概念及其方法论意义[J].法学评论,2018,36(03):
22-30.

[123] 龚震宇,林君芬,夏时畅.突发公共卫生事件应急机制建设的探索与思考
[J].中国农村卫生事业管理,2005,(12):26-28.

[124] 郭英华,王枫.非典过后的法律思考[J].河海大学学报(哲学社会科学版),
2004,(01):31-35.

[125] 韩晗.民族主义、文化现代化与现代科学的传播——以"东亚病夫"一词的流
变为中心[J].关东学刊,2018,(04):19-31.

[126] 和经纬,苏芮.试验性治理与试点嵌套——中国公立医院改革的政策逻辑
[J].社会保障评论,2021,5(04):51-69.

[127] 胡鞍钢,王洪川.习近平健康思想与优先发展健康生产力研究[J].北京师范
大学学报(社会科学版),2018,(02):5-12.

[128] 胡光.学习借鉴国外卫生立法经验搞好我国卫生法制体系建设[J].中国医
院管理,1988,(06):42-44.

[129] 胡善联.我国基本药物制度改革的进展与挑战[J].中国卫生政策研究,
2012,5(07):1-5.

[130] 胡伟力.加快制定〈基本医疗卫生法〉的现实意义[J].人民论坛・学术前沿,
2018,(08):116-119.

[131] 胡伟力.论我国传染病防治法制建构[J].医学与哲学,2020,41(10):46-50.

[132] 胡宣明.确定卫生法律为改进中国卫生行政的先决条件[J].卫生月刊,1934
(6):23-31.

[132] 黄磊,李中杰,王福生.新中国成立 70 年来在传染病防治领域取得的成就与展望[J].中华全科医学,2019,17(10):1615-1618+1748.

[134] 黄瑶,聂云飞.国际传染病防控合作与国际法[J].现代国际关系,2003,(07):31-36.

[135] 冀祥德,任蕾.论我国疫情防控法律体系的完善[J].人民司法,2020,(07):25-29.

[136] 江必新.用法治思维和法治方式推进疫情防控工作[J].求是,2020,(11):77.

[137] 蒋艳艳.现代医疗技术的"身体"伦理[J].东南大学学报(哲学社会科学版),2016,18(06):35-39+146.

[138] 金振蓉.重大传染病诊防治水平全面提升[N].光明日报,2018-4-1.

[139] 开展全边区卫生运动的三个基本问题[N].解放日报,1944-7-10.

[140] 赖怡茵,王立类.城乡基本医保"三保合一"的探讨[J].卫生经济研究,2014,(05):52-53.

[141] 冷兆松,周力航."四个全面"战略布局的发展创新——从全面建成小康社会到全面建设社会主义现代化国家[J].当代中国史研究,2021,28(03):4-14+150.

[142] 雷娟.美国传染病强制医疗制度及启示[J].比较法研究,2014,(06):157-169.

[143] 李斌.国务院关于传染病防治工作和传染病防治法实施情况的报告[J].首都公共卫生,2013,7(05):193-195.

[144] 李长福,佟玉琨.邓小平理论辞典[M].中国文史出版社.

[145] 李广德.传染病防治法调整对象的理论逻辑及其规制调适[J].政法论坛,2022,40(02):150-163.

[146] 李和伟,王启帆,付宇.中医防控慢性病的优势与发展思考[J].中华中医药杂志,2018,33(11):4821-4823.

[147] 李洪河.建国初期东北地区的卫生防疫事业述论[J].辽宁大学学报(哲学社会科学版),2007,(05):112-117.

[148] 李洪河.新中国成立初期卫生防疫体系是怎样建立起来的[J].党史文汇,2020,(05):41-46.

[149] 李洪河.建国初期的鼠疫流行及其防控[J].求索,2007,(02):219-222.

[150] 李鸿谷.我们的非典政治[J].三联生活周刊,2003(5):3-9.

[151] 李兰娟.面向传染病暴发疫情,培养跨学科复合型防控人才[J].中国高等医学教育,2020,(05):2-3.

[152] 李立明. 新中国公共卫生 60 年的思考[J]. 中国公共卫生管理,2014,30(03):311 - 315.

[153] 李林. 开启新时代中国特色社会主义法治新征程[J]. 环球法律评论,2017,39(06):5 - 29.

[154] 李玲. 不断提高健康政策的地位[J]. 中国卫生,2015,(12):62 - 63.

[155] 李玲. 全民健康保障研究[J]. 社会保障评论,2017,1(01):53 - 62.

[156] 李润发. 习近平在第 73 届世界卫生大会视频会议开幕式上致辞[OL]. 中国政府网,2020 - 5 - 18.

[157] 李硕. 首任卫生部长李德全与中华人民共和国卫生事业——从两项政协提案说起[J]. 团结,2009,(03):51 - 54.

[158] 李妍. 永不停歇的疫战:中国传染病防治 70 年[J]. 中国医学论坛报,2019,(23):42 - 43.

[159] 李阳泉. 古代防疫:"隔离"最早见〈汉书〉[J]. 科学大观园,2016,(07):72 - 73.

[160] 李玉荣. 改革开放前新中国公共卫生事业的发展及其基本经验[J]. 理论学刊,2011,(03):51 - 55.

[161] 李增添. 建国初期毛泽东的城市管理思想[J]. 党史文苑,2010,(14):46 - 48+67.

[162] 李芷馨,黄辉. 全球健康正义视野下的传染病防治立法及其完善[J]. 哈尔滨师范大学社会科学学报,2022,13(04):85 - 89.

[163] 梁莉,王新蓉. 突发公共卫生事件应急机制建设[J]. 预防医学情报杂志,2005,(03):293 - 296.

[164] 刘大洪,廖建求. 论国有资产管理法之协调机制——在和谐社会理念的拷问之下[J]. 湖南科技大学学报(社会科学版),2006,(06):45 - 50.

[165] 刘俊杰. 深刻把握新时代"以人民为中心"的思想[J]. 中共石家庄市委党校学报,2017,19(12):4 - 7.

[166] 刘祺. 清末天津卫生防疫制度探析[J]. 中国卫生法制,2011,19(06):4 - 8.

[167] 刘莘,覃慧. 卫生法理论体系建构的前提[J]. 行政法学研究,2015,(04):55 - 67.

[168] 刘雪松. 毛泽东与新中国医疗卫生工作[J]. 党史文汇,2020,(02):16 - 18.

[169] 刘移民. 我国公共卫生教育面临的挑战与机遇[J]. 中国农村卫生事业管理,2002,(04):15 - 17.

[170] 龙希成. SARS 流行给我们的警示——访香港科技大学丁学良博士[J]. 中国牧业通讯,2003,(11):36 - 42.

[171] 卢江,许凌云,梁梓璇.世界经济格局新变化与全球经济治理模式创新研究[J].政治经济学评论,2022,13(03):118-143.

[172] 罗刚,李玉声,王林智,等.关于《基本医疗卫生法》的立法思考[J].医学与法学,2016,8(02):12-14.

[173] 罗惠兰.中华苏维埃共和国对公民健康权的体制保障[J].党史研究与教学,2006,(03):28-34.

[174] 罗小林,段华庆,李晓文.清代卫生防疫制度考略[J].兰台世界,2014,(30):38-39.

[175] 马全中.论非政府组织的兴起与公共性的扩散[J].武汉科技大学学报(社会科学版),2017,19(01):49-54.

[176] 马豫章.延安市半年来的群众卫生工作[N].解放日报,1944-8-13.

[177] 聂青和,白雪帆,冯志华,谢玉梅,康文臻,郝春秋,陈伟红.新发传染病现状与教学思考[J].中国实用内科杂志,2005,(03):284-286.

[178] 潘锋.新中国70年传染病防控成就举世瞩目——访中国科学院院士、中国疾病预防控制中心主任高福教授[J].中国医药导报,2019,16(27):1-6.

[179] 逄锦聚.新中国70年经济学理论创新及其世界意义[J].当代世界与社会主义,2019,(04):12-22.

[180] 彭凤莲.刑事政策的精神:惩治犯罪与促进社会发展的统一[J].法学杂志,2012,33(06):66-76.

[181] 秦耕.筑牢全民健康基石[J].中国卫生,2019,(10):52-53.

[182] 秦杰,田雨,邱红杰.抗击非典,法治彰显威力[N].光明日报,2003-6-6.

[183] 邱亚男.新时期农村基层服务型党组织建设研究[M].青岛大学,2017.

[184] 申卫星.医患关系的重塑与我国《医疗法》的制定[J].法学,2015,(12):79-91.

[185] 施榕.创新预防医学教育模式提升卫生人才培养水平[J].上海预防医学,2018,30(10):801-803.

[186] 田心铭.牢记中国共产党是什么、要干什么这个根本问题[J].马克思主义理论学科研究,2022,8(05):4-16.

[187] 夏忻,姜贵盛.关于《传染病防治法》的若干研究[J].山东医科大学学报(社会科学版),1992,(02):18-21.

[188] 熊光清.疫情对英国公共卫生体系提出新挑战[J].人民论坛,2020,(10):24-26.

[189] 尚虎平,黄六招.新中国农村合作医疗参合率变迁研究——基于中央层面316份合作医疗政策文件的计量探索[J].中国农村经济,2020,(07):99-

121.

[190] 孙承斌.全国防治非典型肺炎指挥部成立,温家宝强调加强领导、统一指挥、协调力量扎扎实实做好防治非典型肺炎工作[N].人民日报,2003-4-26.

[191] 孙玉山.把抗击非典成功经验运用于公共卫生日常管理中[N].北京日报,2004-6-16.

[192] 覃慧宁.如何揭示被"隐喻"遮蔽的真实——评苏珊·桑塔格《疾病的隐喻》[J].西北民族研究,2006,(02):194-198.

[193] 谭贤楚,朱力.依法治国与全面建成小康社会[J].南通大学学报(社会科学版),2017,33(06):111-117.

[194] 唐国平.中央苏区群众性卫生防疫工作探论[J].求索,2008,(05):220-222.

[195] 唐孝富.公共卫生的定义与宗旨的研讨[D].重庆:重庆市预防医学会 2009 年论文集,2009.

[196] 田刚.中国共产党领导苏区卫生防疫运动[J].首都医科大学学报(社科版),2007,(00):18-20.

[197] 汪建荣.〈传染病防治法〉的修订与主要变化[J].上海预防医学杂志,2004,(12):569-574.

[198] 汪建荣.卫生立法发展研究[J].中国医院管理,1991,(08):9-11+65.

[199] 汪建荣.我国卫生立法的回顾和展望[J].中国医学人文评论,2010,3(00):10-13.

[200] 王晨.在全国人大常委会传染病防治法执法检查组第一次全体会议上的讲话[J].中国人大,2018,(11):8-11.

[201] 王东进.新时代医保研究要有新理念新境界新作为[J].中国医疗保险,2017,(12):1-4.

[202] 王国平.关于传染病预防与控制的法治对策[J].中国卫生法制,2003,(03):38-40.

[203] 王虎峰.中国医改 10 年历程回顾与未来展望[J].中国医院管理,2019,39(12):1-5.

[204] 王丽芬,孟永亮.《太平御览·药部》文献探究[J].中医文献杂志,2021,39(01):8-11.

[205] 王娜,赵璐雨.习近平关于人民健康重要论述的要义[J].江汉大学学报(社会科学版),2020,37(03):5-14+124.

[206] 王世洲.我国刑法人身权保护现状和问题[J].河北法学,2006,(11):24-53.

[207] 王元周.抗战时期根据地的疫病流行与群众医疗卫生工作的展开[J].抗日战争研究,2009,(01):59-76.

[208] 王兆芬,李斌,杜文琪,等.PBL 在流行病学教学中的实践与思考[J].中华医学教育探索杂志,2013,12(09):921-923.

[209] 魏承毓.新中国霍乱防控实践的半世纪回顾(1961—2011)[J].预防医学情报杂志,2012,28(07):497-504.

[210] 为规定处置急性发热病人办法的通知[N].解放日报,1942-8-14.

[211] 我国已建成全球最大的传染病疫情直报系统[N].经济日报,2017-11-17.

[212] 吴俊,叶冬青.新中国公共卫生实践辉煌 70 年[J].中华疾病控制杂志,2019,23(10):1176-1180.

[213] 吴元标.我国现行传染病防治法弊端及改进方法研究[J].现代商贸工业,2009,21(13):225-226.

[214] 伍义林.党的指导思想的又一次与时俱进[J].观察与思考,2017,(11):51-56.

[215] 习近平出席全国卫生与健康大会并发表重要讲话[J].医学信息学杂志,2016,37(09):95-96.

[216] 习近平.全面提高依法防控依法治理能力健全国家公共卫生应急管理体系[J].求是,2020,(5):4-8.

[217] 习近平.习近平谈治国理政(第一卷)[M].北京:北京外文出版社,2018.

[218] 习近平.在庆祝中国共产党成立 100 周年大会上的讲话[J].求是,2021,(14):4-14.

[219] 习近平.在全国卫生与健康大会上的讲话[N].人民日报,2016-8-21.

[220] 夏慧.弘扬抗疫精神　凝聚复兴伟力[J].人民教育,2021,(23):41-44.

[221] 肖光文.新中国成立以来党领导疫情防控斗争的基本经验[J].山东社会科学,2021,(02):100-104.

[222] 新华社.中国共产党第十九届中央委员会第六次全体会议公报[J].中国民政,2021,(21):10-15.

[223] 辛智科.延安时期卫生工作的历史经验[J].现代中医药,2020,40(01):1-10.

[224] 许龙善,林炳南.卫生防疫事业面临的主要问题与对策[J].现代预防医学,1998,(01):119-121.

[225] 薛澜,张强.SARS 事件与中国危机管理体系建设[J].清华大学学报(哲学社会科学版),2003,(04):1-6+18.

[226] 阎介正,史中信.开创传染病防治工作的新篇章——介绍传染病防治法的时代特色[J].微生物学免疫学进展,2005,(01):76-84.

[227] 严小青,刘艳.香料与古代瘟疫防治——兼论道医和佛医的治疫贡献[J].医

学与哲学,2022,43(05):76-80.

[228] 严仲达.湖北西北的农村[J].东方杂志,1927,24(16):35-39.

[229] 姚晓恒,李昊,田洁.全面推进鼠疫防治事业发展为全民健康助力全面小康保驾护航[J].中国地方病防治,2020,35(05):597-600.

[230] 尹佳炜.毛泽东"送瘟神"的经验及其现实启示[J].学理论,2020,(12):23-24.

[231] 于长水.传染病防治工作的发展与提高——祝贺第一部《传染病防治法》实施[J].浙江疾病监测,1989,(S3):29-30.

[232] 于呐洋.传染病防治法律法规制度不断完善[N].法制日报,2013-8-29.

[233] 余力.SARS埋单者语焉不详[J].南方周末,2003(5):6-12.

[234] 余新忠.晚清的卫生行政与近代身体的形成——以卫生防疫为中心[J].清史研究,2011,(03):48-68.

[235] 喻立平,李静萍.伟大抗疫精神研究综述[J].湖北社会科学,2021,(12):17-24.

[236] 袁承德,逯文远,苏万年.流行性脑脊髓膜炎的免疫预防[J].中级医刊,1984,(04):4-6.

[237] 张波.人类文明视阈下的中国道路自信[J].马克思主义研究,2021,(10):127-134.

[238] 张大庆.重建现代医学模式中的传染病防治策略[J].医学与哲学,2003,(06):20-22.

[239] 张国有,胡频,赵红.浅谈传染病医院人才队伍建设[J].江苏卫生事业管理,2016,27(01):16-17.

[240] 张天旭,汪丽萍,张秀辉.现行传染病防治法规体系存在的问题与思考[J].中国公共卫生管理,1999,(01):32-33.

[241] 张伟.生物-环境-人文医学模式[J].医学与哲学,2011,24(03):62-64.

[242] 张小明.从SARS事件看公共部门危机管理机制设计[J].北京科技大学学报(社会科学版),2003,(03):19-23+35.

[243] 张渝田.国内外卫生立法的现状和趋势[J].中国卫生事业管理,1986,(04):46-48.

[244] 张云筝.健康问题、传染病与全球化[J].太平洋学报,2006,(03):69-73.

[245] 赵冠男.我国重大疫情防控法治体系之完善——基于抗击新型冠状肺炎疫情的启示[J].医学与法学,2020,12(06):13-17.

[246] 赵士炎.白衣战士的光辉篇章——回忆延安中央医院[M].西安:陕西科学技术出版社,1995.

[247] 赵曜,严植,等.关于中国公共卫生应急体系若干问题的思考[J].中国公共卫生管理,2020,36(01):1-6.

[248]《中共中央国务院关于表彰全国劳动模范和先进工作者的决定(2020年11月24日)》,载《中华人民共和国国务院公报》,2020年。

[249] 甄尽忠.中国特色社会主义是实现中华民族伟大复兴的必由之路——学习党的二十大报告的体会[J].郑州航空工业管理学院学报(社会科学版),2022,41(06):5-10.

[250] 郑文升,蒋华雄,艾红如,罗静,王晓芳.中国基础医疗卫生资源供给水平的区域差异[J].地理研究,2015,34(11):2049-2060.

[251] 钟瑞添,段丽君.习近平关于健康中国的重要论述及其意义[J].理论视野,2021,(03):31-37.

[252] 朱继东.新中国成立初期抗击鼠疫的经验及启示——以华北为例[J].思想教育研究,2020,(04):3-8.

[253] 朱雷,高文胜.总体安全观下的中国重大疫情安全治理战略研究[J].华东理工大学学报(社会科学版),2020,35(01):80-88.

[254] 朱晓卓,陈健尔,王国平.宁波市地方卫生立法的现状研究[J].中国卫生法制,2014,22(06):3-7.

[255] 庄琦.始终把人民健康放在优先发展的战略地位——党的十八大以来健康中国行动的成就与经验[J].管理世界,2022,38(7).

[256] 邹世界.传统医学正式纳入国际疾病分类[J].中医药管理杂志,2019,27(11).

六、外文类

[257] A H Mohieildein. Outcome-based approach to Medical Education towards Academic Programmes Accreditation: A review Article [J]. *Journal of the Pakistan Medical Association*, 2017(3):454-460.

[258] Babiarz, K. S. and G. Miller, et al. China's New Cooperative Medica Scheme Improved Finances of Township Health Centers but not the Number of Patients Served [J]. *Health Aff (Millwood)*, 2012,31(5):1065-1074.

[259] Benidict, Carol. *Bubonic Plague in Nineteenth-Century China* [M]. Palo Alto: Stanford University Press, 1996.

[260] BOZIKOV J. European and North American Schools of Public Health-Establishment, growth, differences and similarities [J]. SEEJPH 2016, posted: 03 June 2016. DOI:10.4119/UNIBI/SEEJPH-2016-119.

[261] Calman, Kenneth. The 1848 Public Health Act and Its Relevance to Improving Public Health in England Now [J]. *Britain Medical Journal*, 1998,23(8):28.

[262] Cooter, Roger, John Pickstone, eds. *Medicine in the Twentieth Century* [M]. Amsterdam: Harwood Academic Publishers, 2000:201 – 203.

[263] Fee E, Acheson R M. *A History of Education in Public Health: Health That Mocks the Doctors' Rules* [M]. Oxford: Oxford University Press, 1991:1 – 43.

[264] Goodman N M. *International Health Organizations and Their Work* [M]. London:London Churchill Livingstone, 1971:116.

[265] Hippocrates. *Hippocrates Vol. Ⅳ (LCL)* [M]. English translated by W. H. S. Jones, Cambridge, Mass: Harvard University Press, 1948.

[266] Jiang, Z. and D. Wang, et al. Use of Health Services by Women with Gynecological Symptoms in Rural China [J]. *World Health Popul*, 2010, 11(4):23 – 37.

[267] Leung, Angela Ki Che. *Diseases of the Premodern Period in China. The Cambridge World History of Human Disease* [M]. Cambridge:Cambridge University Press, 1993.

[268] Liu, Yuanli. Equity in Health and Health Care: The Chinese Experience [J]. *Social Science and Medicine*, 1999,49(10):1349 – 1356.

[269] Marra, M. A. and Jones SJM, et al. The Genome Sequence of the SARS Associated Coronavirus [J]. *Science*, 2003(3):1399 – 1404.

[270] Mowat, DL. Developing the Public Health Workforce in Canada: a Summary of Regional Workshops on Workforce Education and Raining [J]. *Canadian Journal of Public Health*, 2004,95(3):186 – 187.

[271] R. O. Moon. Hippocrates and his successors in relation to the philosophy of their time: the Fitzpatrick lectures delivered at the Royal College of Physicians 1921 – 22 [J]. *Laval Theologique Et Philosophique*, 1923,14(2):24 – 27.

[272] Ross, A. G. P. Schistosomiasis in the People's Republic of China: Prospects and Challenges for the 21st Century [J]. *Clinical Microbiology Review*, 2001,14(2):271.

[273] Sand R. *The Advance to Social Medicine* [M]. London: Staple Press, 1952.

[274] Schwartz, J. and R.G. Evans, et al. Evolution of Health Provision in Pre-SARS China: The Changing Nature of Disease Prevention [J]. *China Review — An Interdisciplinary Journal on Greater China*, 2007,7(1):23.

[275] Simon J. *English Sanitary Institutions* [M]. 2nd edn. London: John Murray, 1897.

[276] White K L. *Healing the Schism: Epidemiology, Medicine and the Public's Health* [M]. New York: Springer-Verlag New York Inc, 1991.

[277] Wu, Lien-Ten. Medical Progress in China since the Republic [J]. *The National Medical Journal of China*, 1922(9):67 – 74.

[278] Zhang, D. and P. U. Unschuld. China's Barefoot Doctor: Past, Present, and Future [J]. *Lancet*, 2008,372(9653):1865 – 1867.

索 引